DE LA RÉFORME

DES

QUARANTAINES

ET

DES LOIS SANITAIRES DE LA PESTE,

MÉMOIRE LU A L'ACADÉMIE DES SCIENCES ET A L'ACADÉMIE DE MÉDECINE;

PAR

M. AUBERT-ROCHE,

EX-MÉDECIN EN CHEF AU SERVICE D'ÉGYPTE.

PARIS,

CHEZ JUST-ROUVIER, LIBRAIRE,

RUE DE L'ÉCOLE-DE-MÉDECINE, 8.

Et au bureau de la Revue de l'Orient,

RUE DES BEAUX-ARTS, 8.

1843.

1844

Extrait de la *Revue médicale*, cahier de Septembre 1843.

mprimerie de Hauquelin et Bautruche, rue de la Harpe, 90.

DE LA RÉFORME DES QUARANTAINES

ET

DES LOIS SANITAIRES DE LA PESTE.

Mémoire lu à l'Académie des sciences et à l'Académie de médecine;

PREMIÈRE PARTIE.

NÉCESSITÉ DE LA RÉFORME

J'avais hésité d'abord à publier les documents qui font la base de ce travail, parce qu'ils vont droit à la réforme des quarantaines de la peste, et qu'ils n'auraient servi peut-être qu'à soulever une discussion scientifique qui eût été alors plutôt nuisible qu'utile. Mais aujourd'hui que le gouvernement français, après avoir rendu une ordonnance qui supprime les quarantaines pour les provenances d'Alger, se fondant sur l'expérience d'un siècle, semble vouloir progresser; que l'administration sanitaire se trouve forcée de sortir de la routine où elle se traînait depuis longtemps; que la question, d'administrative et de scientifique qu'elle était, s'est transformée en question politique et nationale, je crois devoir mettre sous les yeux du public les pièces du procès qui va s'engager, et qu'il faut vider. Déjà la Chambre des députés s'en est occupée.

Les documents que j'ai pu recueillir dans mes voyages

tant en Orient que dans les lazarets d'Europe, forment la base de ce mémoire. Si je provoque une réforme devenue nécessaire et devant laquelle il n'est plus permis à personne de reculer, ce n'est certes pas pour le plaisir d'écrire et de parler : je remplis un devoir.

Depuis 1841, il se fait, sur une vaste échelle, une expérience touchant l'utilité des quarantaines, et qui sera concluante pour ou contre l'importation de la peste en Europe. La France, l'Angleterre et l'Autriche en sont le théâtre, puisque d'Alexandrie, de Smyrne ou de Constantinople on peut arriver au milieu de ces pays sans faire quarantaine, et sans avoir subi aucune des précautions prescrites par nos lois sanitaires.

L'Angleterre a donné le signal ; la première elle a déchiré le contrat qui protégeait la santé publique de l'Europe, l'Autriche a suivi son exemple. Ces deux puissances ont, à la lettre, escamoté les quarantaines ; le gouvernement le sait : non seulement il le tolère ; bien plus, il y prête les mains, comme on le verra. Est-il croyable que l'on puisse arriver plus rapidement à Paris venant d'Alexandrie ou de Constantinople, en passant par Gibraltar et Londres, qu'en s'y rendant par la ligne directe de nos paquebots à vapeur, par Marseille ? Cependant il est constaté que l'on gagne 16 jours en venant d'Alexandrie, et 23 en venant de Constantinople par l'Angleterre.

En présence de tels faits, je ne viens pas soulever une discussion sur la contagion, la non contagion ou l'infection ; mais seulement dire ce qui se passe dans les quarantaines, et quelles conséquences en découlent pour la France.

Je désire démontrer qu'en suivant l'exemple donné par

le gouvernement et qu'en prenant pour base d'une nouvelle organisation sanitaire l'expérience de plus d'un siècle, on pourrait admettre toutes les provenances du Levant aussi sûrement et avec autant de sécurité que les provenances de l'Algérie.

État des quarantaines.

De la contagion comme principe de la loi et de l'exécution de cette loi.

La peste est transmissible par contact médiat ou immédiat, et non par l'air. Telle est la base des lois qui régissent les quarantaines. Les lazarets sont donc institués contre la contagion et regardés comme les seuls et uniques préservatifs de la peste en Europe.

Si l'on demande à ceux qui acceptent cette opinion de bonne foi et sans arrière-pensée, jusqu'à quel degré ils admettent l'action du principe contagieux, ils vous répondent : à tous les degrés possibles et par tous les moyens possibles. Ils prétendent qu'il existe un virus pestilentiel excessivement subtil et tenace, excessivement actif ; qu'un fil, une plume, un papier qui aura même été en contact médiat avec un pestiféré pourra vous donner la peste et la porter pendant un temps long et à une grande distance. Ils racontent une multitude d'histoires, plus ou moins merveilleuses, de pestes communiquées par le plus léger et le plus innocent contact : ils disent qu'il y a des objets capables de conserver le virus de la peste, comme il y en a d'autres qui en sont incapables ; c'est-à-dire qu'il y a des objets susceptibles et non susceptibles, ou bien encore contumaces ou non contumaces, pour nous servir du français des lazarets.

Si vous ouvrez les lois et les réglements sanitaires, vous verrez que toutes ces histoires et toutes ces idées en sont la base : ainsi il y aurait une différence de capacité pestifère dans le cuivre vieux ouvré, le cuivre neuf ouvré et le cuivre en pain ou en masse. Les monnaies et médailles sont douteuses; mais les vieux métaux sont très-susceptibles. Les dents d'éléphant, les peaux tannées, les cuirs secs, les racines et herbes pour la teinture, les bougies, le chanvre, les débris d'animaux, les momies sont très-dangereux ; tandis que les bois, les cuirs salés, mouillés, les fruits secs, la cire, le sparte et le jonc, les cendres, les minéraux, les chairs salées, fumées et desséchées, les fossiles sont inoffensifs.

Dans les lazarets, que les idées sur la contagion de la peste par contact médiat ou immédiat dirigent, tout le monde croit fidèlement à ces assertions ; il y a une longue pancarte des objets contumaces et non contumaces qui est la base des précautions à prendre contre les différents objets qui accompagnent les voyageurs, et contre les marchandises.

Mais a-t-on fait des expériences sur la propriété susceptible et non susceptible des objets ? Aucune ; jamais on ne s'en est avisé ; c'est une affaire d'inspiration. Il en est de même pour les parfums qui chassent la peste ; seulement on n'est pas d'accord : les uns emploient le storax, les autres le chlore. Nous avons vu employer la paille mouillée; tout cela est également bon et efficace, parce que personne ne sait ce que c'est que le virus de la peste. Qu'importe pour les agents sanitaires ! on se conduit d'après l'usage, on vous séquestre quand vous venez du Levant, on parfume vos lettres si vous les montrez, et l'on met à l'air vos effets comme les marchandises.

Il est reconnu, dit-on, que l'air purge très-bien les objets du virus inconnu qui pourrait y être renfermé, ce qui prouve que l'air n'est pas regardé comme véhicule du virus contagieux, et n'entre en rien dans l'idée que l'on s'est faite de la contagion dans les divers lazarets.

Puis, comment exécute-t-on les quarantaines imposées? comme le veulent ceux à qui on les fait faire; car, à part la prison où vous êtes renfermé de force, le reste est à votre discrétion. Or, tout le monde ne croit pas à la contagion : aussi l'homme convaincu de la puissance du principe contagieux doit continuellement trembler de voir la peste s'introduire en Europe. Il sait que les quarantaines, établies d'après sa croyance, sont journellement violées e toujours illusoires; et il faut avoir une foi aveugle dans la contagion pour bien exécuter les quarantaines d'après le principe de la loi.

Quel est celui qui, ayant fait quarantaine en Europe, n'ait pas à se reprocher quelque peccadille, quelque légère infraction capable de communiquer la peste à des populations entières? car il est reconnu, *de par la loi* que la peste peut se conserver dans une boîte fermée où il y a du coton, dans un papier plié, ou bien dans une lettre renfermée dans un portefeuille et qu'imprudemment on aura oublié d'ouvrir.

Veut-on savoir aussi comment les agents de la santé eux-mêmes font exécuter les quarantaines? Demandez à ceux qui ont été en Orient : pour notre part, nous citerons trois faits. Dans deux, nous avons été acteurs : comme nous ne croyons pas à la contagion de la peste, la conduite de messieurs les agents ne nous regardant pas, nous avons laissé faire.

En 1836, M. Minant, consul général d'Alexandrie, revient d'Égypte, rapportant une grande quantité d'antiquités, parmi lesquelles se trouvaient des choses fort délicates et enveloppées dans du coton. Nous avons su, et M. le docteur Lachèse, qui fit quarantaine avec notre consul, nous l'a certifié, que les objets ne furent pas déballés; il y eut même des caisses qui ne furent pas ouvertes et qui arrivèrent aussi à Paris. Ceci se passait à Toulon. Nous laissons à penser quels malheurs une telle négligence pouvait amener, si la peste eût été dans le coton !

En 1838, nous accompagnions Reschid-Pacha, ambassadeur de la Porte, et se rendant de Constantinople à Londres. Nous avons fait quarantaine à Malte. Il était porteur de lettres de félicitations du Sultan à la reine d'Angleterre. Ces lettres étaient dans des sachets de soie brodés d'or. Nous pouvons certifier que ces lettres n'ont été ni parfumées ni ouvertes; que la reine d'Angleterre les a reçues telles que Mahmoud les lui a expédiées. Quel accident aurait pu arriver, si la peste eût été au fond de l'enveloppe!

Tandis que l'intendance sanitaire de Malte risquait de tuer la reine d'Angleterre, elle laissait passer en même temps, et avec une certitude presque complète, la peste en France. Je venais d'étudier la peste, de toucher des pestiférés et de faire des autopsies. J'avais avec moi des notes et des livres qui m'avaient servi jusque sur les cadavres des pestiférés; on savait très-bien qui j'étais et ce que j'avais fait; rien n'a été parfumé ou mis à l'air : papiers et livres, tout est arrivé entassé jusqu'à Paris. La seule précaution prise contre moi et mes effets a été de nous renfermer ensemble pendant vingt jours.

Enfin, le docteur Clot-Bey a introduit en France des flacons contenant des bubons de pestiférés : c'est lui-même qui me l'a certifié.

C'est ainsi que les quarantaines s'exécutent dans tous les lazarets, quarantaines inutiles, puisqu'il peut suffire d'une négligence pour les faire regarder comme non avenues, et qu'il est impossible de ne pas commettre des fautes volontaires ou involontaires.

Or, que prouve ce que nous venons de dire ? c'est que les mesures sanitaires sont inexécutables, par conséquent, illusoires; qu'elles ne servent à rien; qu'elles ne sont pas d'accord avec leurs principes, et que si la peste était d'une essence aussi contagieuse que la loi le prétend, il devrait y avoir très-souvent des cas de peste en Europe; ce qui n'existe pas. Les ordonnances et les lois sanitaires sont donc défectueuses, incomplètes, et appellent une réforme.

De la période d'incubation, fixant chez les individus la durée de la quarantaine.

La base de la quarantaine, pour les objets et pour les individus, comme nous venons de le voir, est la contagion. La loi désigne les moyens à employer contre les objets qu peuvent renfermer le virus pestilentiel; la loi déclare qu'on peut le détruire en lavant et en parfumant; mais u r les ersonnes, que l'on ne peut passer au chlore ou au parfum, et qui peuvent contenir pendant un temps plus ou moins long le germe de la peste, la transporter avec elles et la transmettre, que fallait-il faire ? Une chose fort simple : constater combien de temps le virus absorbé et causant la peste pouvait rester à l'état latent ; en un mot, déterminer la durée de la période d'incubation.

C'était une affaire d'observation ; mais les imaginations se sont mises de la partie. S'il existe des contes très-curieux sur la contagion, il y en a de fort piquants sur la période d'incubation : du reste, personne n'a été d'accord. Cependant la peur a fait admettre que le virus si susceptible de la peste pouvait demeurer en tout 30 jours dans le corps d'un individu, circulant dans toute l'économie sans que l'individu éprouvât la moindre indisposition, le moindre prodrôme de cette terrible maladie. C'est pour cela qu'un laps de temps de 40 jours fut fixé comme terme après lequel il n'y avait plus rien à craindre des ravages et de la présence du virus.

Ce terme ne pouvait tenir contre un examen quelque peu sérieux. Lorsque la science de la médecine, libre de tout préjugé et de toute entrave, se livra à des recherches, et que l'observateur porta ses investigations sur ce point, demandant les faits et examinant, il ne rencontra plus que des histoires qui semblaient faites à plaisir ; on reconnut bientôt que la période d'incubation était beaucoup plus courte, quelques faits le prouvèrent. Bien que l'on ne pût déterminer par eux la durée de la période d'incubation, l'instinct, le bon sens l'emportèrent sur le préjugé, on pensa qu'il y avait lieu à diminuer le temps de la quarantaine Elle fut donc réduite à 30 jours ; puis ensuite, en 1836, à 20 jours pour la France et Malte, avec patente brute. Dans es autres ports de la Méditerranée, la quarantaine est fixée à 30 et 35 jours, ce qui prouve encore que l'on agit au hasard, sans savoir ce que l'on fait. Cependant la durée de la période d'incubation devrait être, pour les individus, la base et la fixation de la durée des quarantaines.

Jusque dans ces derniers temps, 1836, on s'était fort peu occupé de cette question ; mais enfin les gouvernements français et anglais ont compris que les choses ne pouvaient rester dans cet état. Le gouvernement français a fait faire des recherches sur cette matière, et en 1837 il a posé à tous ses agents en Orient cette question : Quelle est l'opinion des médecins du pays et des personnes éclairées sur la durée de l'incubation de la peste? Puis, en 1839, il a envoyé en mission le secrétaire du conseil de santé, afin d'examiner cette même question. Cet administrateur contagioniste a publié, à son retour, un rapport au ministre, dans lequel il conclut à la diminution des quarantaines, pensant, d'après les faits, que la période d'incubation ne peut être au plus que de 11 jours. On peut voir déjà quels progrès l'on a faits de 30 à 11 jours! cependant l'on est bien loin d'être d'accord. Malgré cela, tous les hommes qui s'occupent de quarantaines sentent que les chiffres ne sont pas en harmonie avec ce que l'on sait sur la période d'incubation; qu'ici encore il y a une réforme à faire.

Ainsi les lois et les réglements sanitaires pour les individus et les objets reposent sur deux bases incomplètes et incertaines :

1° La contagion admise par les uns, repoussée par les autres, mais prise comme principe des lois sanitaires, lequel principe rend la loi inexécutable ;

2° La période d'incubation que personne ne nie, mais

que personne ne peut fixer, et qui est aujourd'hui en désaccord avec la durée des quarantaines.

Du chiffre des quarantaines et des patentes.

Nous ne donnons ici que les chiffres des quarantaines pour les provenances de l'Égypte, de la Syrie et de la Turquie qui ont rapport seulement aux marchandises et aux passagers, afin de rendre la question plus claire et ne pas être accusé de l'embrouiller. Nous renvoyons aux tables publiées en 1834, dans un rapport du secrétaire du conseil de santé au ministre du commerce; on y trouve les plus incroyables variations.

D'abord il y a les patentes, 1° la patente brute, 2° la patente suspecte, 3° la patente nette, qui subissent des quarantaines plus ou moins longues : de plus, les marchandises et les passagers font des quarantaines différentes; ainsi, avec une patente brute, les passagers subissent en France 15 jours avec spoglio ou 20 sans spoglio (1). A Malte il y a 20 jours de quarantaine ; à Trieste 9 jours, compris le voyage avec spoglio à Syra ; sur le Danube, à Orsowa de 5 à 10; à Livourne 30 ; à Gênes 35 ; en Angleterre rien. Les marchandises sont soumises en France à 25 ou 30 jours de quarantaine; à Malte, à 20 ou 30; à Trieste, de même; à Livourne et à Gênes, jusqu'à 50 ; en Angleterre, la loi dit 40, mais on l'élude.

Avec la patente suspecte pour les passagers et les marchandises, les uns diminuent 10 jours, les autres 5, ceux-ci 6, ceux-là 8 jours des chiffres ci-dessus.

---

(1) Le spoglio consiste à prendre un bain et à revêtir des habits venu du dehors. Voir au chapitre sur Trieste.

Avec la patente nette on fait en France et à Malte de 5 à 15 jours de quarantaine.

Livourne et Gênes n'admettent pas cette patente et la portent comme suspecte. Sur le Danube et en Angleterre on ne fait pas de quarantaine avec cette patente. Chacun marche suivant ses inspirations.

On voit par ces chiffres combien il règne de confusion dans la règle générale des lois sanitaires et combien les administrations sont loin d'être certaines du temps qui devrait être fixé. C'est un désordre où il est du reste assez difficile de se reconnaître.

Les variations pour les diverses patentes et les différents pays sont passablement ridicules et dignes de remarque. Il semblerait qu'il existe une différence dans le principe de la peste, et pour ajouter à l'incertitude des chiffres on fait des sereines et des purifications plus ou moins longues dans certains endroits, dans d'autres l'on ne fait rien; de plus, les chiffres sont encore soumis au bon vouloir des administrateurs. Cependant, il faut avouer que le pays où la quarantaine est le plus exactement faite, c'est la France; car en Italie les chiffres sont arbitraires et souvent augmentés; à Malte, au contraire, qui ne fait quarantaine que pour n'y être pas mise, avec l'Italie, souvent le temps est diminué; on est très-indulgent lorsqu'on le peut. C'est ainsi que le vapeur qui portait Reschid-Pacha ne fit que 23 jours de quarantaine au lieu de 25. En Angleterre on élude la loi autant que possible; à Trieste de même. Nous croyons donc que la France est la seule qui s'en tienne à la lettre de la loi.

En voyant trois espèces de patentes on doit naturellement penser qu'il arrive des temps où les prescriptions qui se rapportent à chacune d'elles sont exécutées; ils sont bien rares ; les intendances sanitaires qui ont un certain intérêt, décidant en dernier ressort, vous appliquent ordinairement le régime de la patente brute : ainsi vous arrivez avec patente nette et vous êtes tout étonné d'être rangé sous le régime de la patente suspecte et même brute.

Dans les ports de la Méditerranée, règle générale, la patente touchée ou suspecte n'est jamais admise que comme patente brute ; à Malte et même à Marseille cette patente est toujours regardée comme brute. La dernière ordonnance ministérielle veut que l'on admette en France la patente suspecte : on éludera l'ordonnance.

Quant à la patente nette, elle n'est ici que pour la forme; jamais on ne l'admet que comme patente suspecte au moins. Telle est la règle générale ; on verra que l'ordonnance du 22 juin 1843 n'a rien modifié pour la France, et que les choses sont toujours dans le même état ; que cette ordonnance est illusoire.

De plus, il y a des exceptions à cette règle générale; à Marseille, à Malte, à Venise et à Trieste on admet pour toutes les échelles du Levant la patente brute et la patente suspecte, comme nous venons de le dire ; mais à Livourne on ne l'admet que pour l'Egypte, la Syrie, la Caramanie, Smyrne, et on les refuse pour Constantinople et les Dardanelles. A Gênes, on ne reçoit jamais que sous le régime de la patente brute.

Si l'on demande pourquoi toutes ces différences ? pourquoi toutes ces hésitations dans les différents lazarets ? nous répondrons que personne ne le sait, parce que tout le monde comprend quelle est l'incertitude de la contagion et de la durée de la période d'incubation, qui sont la base des lois et des réglements sanitaires. Le principe qui produit la peste, s'il peut s'importer, est égal dans tous les pays; l'application des moyens qui doivent le repousser devrait donc être égale ; si on diffère, c'est que l'on est incertain sur ce principe, qu'on l'a mal étudié, et qu'alors ce n'est plus la raison, l'expérience et les faits qui guident, mais l'imagination, la peur, le hasard, et le plus souvent l'intérêt.

DES QUARANTAINES, DE LEUR ABOLITION EN ANGLETERRE ET EN AUTRICHE ; RÉSULTAT POUR LA FRANCE.

Etat des quarantaines de l'Angleterre ; abolition des quarantaines pour les provenances d'Egypte.

Nous arrivons à un des points les plus importants de ce mémoire; nous sollicitons vivement l'attention sur ce qui va suivre.

L'examen seul des chiffres et des faits a démontré qu'il ne règne que de l'incertitude dans le principe et les diverses lois qui régissent les quarantaines de la Méditerranée. Comme jusqu'en 1841 l'avantage était pour la France, bien qu'un tel état de choses mît des entraves aux communications et au commerce, on pouvait à la rigueur laisser les quarantaines comme elles étaient, puisque les intérêts français en profitaient. Jusqu'à cette époque, la ligne de conduite que nous avons tenue comme médecin et comme observateur a été d'éclairer scientifiquement et autant que possible la question des quarantaines, afin d'en faire déterminer la base et de provoquer un abaissement progressif dans leur durée. Il n'en est plus ainsi ; ce qui se passe aujourd'hui en Angleterre nous impose un tout autre devoir.

On doit se souvenir qu'en 1825 le gouvernement français s'est trouvé saisi de la question des quarantaines d'Angleterre : il fut constaté, que 12,500 balles de coton d'Egypte avaient été admises à Liverpool par ordre du gouvernement, qu'elles n'avaient subi aucune quarantaine, « que les provenances du Levant avec patente nette « seraient admises en libre pratique et avec patente brute; « qu'elles subiraient une quarantaine déterminée par un « conseil privé du roi. » Un tel acte devait nécessairement amener des réclamations des autres pays, et de la France surtout qui se trouvait lésée dans ses intérêts. M. Hély d'Oissel fit un rapport au conseil supérieur de santé, le 20 mai 1825, où se trouvent ces mots applicables encore à la situation actuelle.

« Il paraît constant qu'elle (l'Angleterre) n'a pris cette « détermination qu'en vue de donner à son commerce les « moyens de lutter avec plus d'avantage contre le nôtre « (page 8); il ne faut pas se dissimuler qu'il ne s'agit pas « ici de moins que d'une espèce de blocus continental. La « question politique est immense (page 15). »

La position était grave, comme on le voit; l'Angleterre fut obligée de céder sous les réclamations de l'Europe, et de déclarer qu'elle rétablirait les quarantaines, comme par le passé; elle eut soin d'en remettre l'exécution au conseil privé du roi qui a su tourner la difficulté. Nous en avons été avertis; mais il fallait le constater.

Les quarantaines en Angleterre furent fixées, avec patente brute, pour les passagers, de 20 à 40 jours, et pour les

(1) Voir le rapport de M. Hély d'Oissel, fait au cons. de santé de France

marchandises, de 40 à 55. Pour la patente suspecte, 10 jours de moins. Pour la patente nette, pour les hommes et les marchandises, de 10 à 15 jours d'observation; mais le temps du voyage devait-il compter dans le temps de la quarantaine ? Voilà ce qui n'était pas fixé et qui fut remis à la disposition du conseil privé du roi.

Les renseignements sur les lois qui régissent la santé publique en Angleterre sont très-difficiles à se procurer, et quand on possède ces lois, on ne peut rien en conclure; elles sont obscures, incomplètes, pleines d'exceptions et dominées par le conseil dont nous avons déjà parlé. Ce conseil réside à Londres et a plein pouvoir sur le temps des quarantaines qu'il allonge ou diminue selon son bon plaisir; comme toute l'administration anglaise, il est non contagioniste, aussi est-il très-indulgent et ne fait-il que ce qu'il faut pour ne pas effrayer les populations et les pays voisins. Tout s'y passe en secret, il est maître d'ouvrir ou de fermer la porte à la contagion, si elle existe. Il a trouvé le moyen de contenter tout le monde en le trompant et d'arriver, comme on le verra, à une abolition presque complète des quarantaines.

On pourrait peut-être croire que la loi que nous avons citée est exécutée au moins dans son minimum, surtout pour ce qui regarde la marine marchande : c'est en effet ce que chacun répète, et ce que chacun croit en Angleterre; mais il n'en est rien, le plus souvent la loi est éludée. Quand le conseil le peut, et il est facile de s'en assurer, il n'ordonne qu'une quarantaine d'observation; souvent même les bâtiments sont placés au milieu des autres dans les ports de Glascow et de Liverpool. Ainsi on nous trompe; l'Angleterre a fait de fausses promesses, et le conseil privé du roi, sauve les apparences, afin de ne pas soulever de nouvelles réclamations. Le fait viendra dans un instant à l'appui de ces renseignements et prouver ce que nous venons d'avancer.

Si la loi qui fixe le chiffre des quarantaines en Angleterre n'est pas entièrement tombée pour la marine marchande, elle est totalement mise de côté pour les provenances par les paquebots à vapeur qui viennent d'Alexandrie ou de Constantinople. Du reste, le gouvernement anglais ne s'en cache pas.

Cette révolution sanitaire devait nécessairement être amenée par l'extension donnée à la navigation à vapeur; quel est son but? de multiplier et d'activer les relations, de les rendre plus rapides; or l'exécution des quarantaines annihilait ce résultat. Quel avantage l'Angleterre retirerait-elle de cette navigation, si, entretenant à grands frais une ligne de bateaux à vapeur de Southampton à Alexandrie, les passagers, après avoir demeuré 16 jours en mer, étaient encore obligés de faire 20 jours de quarantaine comme en France? De plus, lorsque l'Angleterre a organisé cette ligne en 1834, elle faisait comme en France 20 jours de quarantaine : n'ayant pas la concurrence des vapeurs français, elle a pu exister; mais le jour où nous avons établi le service de nos bateaux sur la Méditerranée, la ligne anglaise a été forcée de cesser le sien qu'elle n'a repris qu'après une profonde modification des lois sanitaires.

Voici ce que contient un imprimé de la compagnie anglaise de navigation orientale, compagnie approuvée par le gouvernement de Sa Majesté, sous sa protection, et chargée de la correspondance de l'Inde et de la Méditerranée.

« *Le temps du passage sera compris dans la quarantaine.* »

C'est la modification la plus complète, la plus sage et la plus hardie qui ait eu lieu jusqu'à présent.

Voici les faits à l'appui :

Le 24 février 1841, le paquebot à vapeur anglais parti d'Alexandrie à 2 heures de l'après-midi, est arrivé à Malte le 1er mars à 6 heures du soir; reparti le 2 à 7 heures du soir, il touche à Gibraltar à 9 heures du matin, le 7, repart le même jour à 1 heure de l'après-midi et arrive à Southampton le 12 mars à midi; le 19 mars à 10 heures du matin, équipage et passagers avaient libre entrée en ville. Total 16 jours de traversée et 7 jours de quarantaine d'observation, c'est-à-dire à bord ; la veille du débarquement, la santé est venue faire une visite; le capitaine alors a ordonné de tenir les malles ouvertes. Le troisième jour de quarantaine un officier est mort à bord, on a dit que c'était une maladie de poitrine. La patente était brute et portait ces mots : quelques attaques de peste ont lieu journellement en ville, à Alexandrie.

On peut constater, si l'on veut, ce fait officiellement, soit à Alexandrie, soit à Southampton. Voilà donc un bateau à vapeur, partant d'Alexandrie où règne la peste, ayant un malade à bord qui meurt à bord, par conséquent le plus grave de tous les cas de la patente brute, à moins que l'on ait la peste à bord, qui ne fait, après un voyage de 16 jours, que 7 jours de quarantaine d'observation.

Le mois suivant le même fait se renouvelle à bord de l'Oriental : ce bâtiment parti d'Alexandrie, arrive à Liverpool le 11 avril en 15 jours de navigation ; il y a un mort dans la traversée, la patente était brute, la peste régnait à Alexandrie sous forme épidémique. Comme ce bâtiment avait à bord le commodore Napier, on ne lui infligea que 5 jours de quarantaine d'observation; mais sur la demande des habitants de Liverpool qui avaient préparé un banquet pour le commodore, la quarantaine fut abrégée de deux jours. Ainsi, le 18e jour du départ d'Alexandrie, passagers et navire avaient libre pratique : ces faits parlent d'eux-mêmes.

Comme on peut le voir, l'intendance sanitaire anglaise est très-facile; le conseil privé du roi accorde tout ce qu'on lui demande. Le bon plaisir est donc la loi qui régit même la quarantaine des paquebots à vapeur d'Alexandrie à Southampton.

Il semblerait que le conseil a fixé les quarantaines d'Angleterre comme celles de Malte, assimilant les paquebots aux passagers et n'ordonnant que des quarantaines d'observation, admettant en principe que le temps du voyage est compris dans la quarantaine, qui, dans certains cas pourra être augmentée ou diminuée, comme les deux faits cités le démontrent. Ainsi, avec patente brute le voyage et la quarantaine seraient de 20 jours, avec patente suspecte de 12 à 15, avec patente nette de 8 à 12; or, le voyage étant de 15 à 16, avec patente brute il n'y aurait que de 4 à 5 jours de quarantaine d'observation ; avec patente nette ou suspecte, pas de quarantaine, puisque le temps du voyage l'absorberait.

Mais l'Angleterre ne s'en est pas tenue à cet immense progrès, elle l'a formulé et l'a radicalement appliqué.

Il a été déclaré qu'avec patente brute la quarantaine serait de 14 jours, temps du voyage compris, et que s'il y avait en route une mort suspecte, la quarantaine recommencerait à dater du jour de la mort.

Avec patente nette pas de quarantaine.

Or, ceci, je le répète, équivaut à une complète abolition de quarantaines, puisqu'il faut le moins, d'Alexandrie à Southampton, 15 à 16 jours de traversée.

Voici un fait à l'appui dans lequel une mort suspecte, pour ne pas dire de peste, a fait ordonner 14 jours de quarantaine à dater du jour de la mort,

Le samedi 22 mai 1841, le bateau à vapeur anglais l'Oriental est parti d'Alexandrie à 4 heures du matin, le dimanche 6 juin il arrivait à Falmouth à 6 heures du matin, et le mardi 15 juin à minuit on avait libre pratique. Ainsi, il y a eu 14 jours 14 heures de route, et 8 jours 18 heures de quarantaine d'observation, qui étaient le restant de 14 jours de quarantaine qui avait commencé le 1er juin, jour d'une mort suspecte. Voici l'histoire. La peste régnait alors épidémiquement à Alexandrie; pendant la traversée, le 1er juin à 9 heures du matin, mourut à bord par le travers de Gibraltar un peintre anglais: depuis 4 jours cet individu se sentait indisposé; cependant il se tenait sur le pont. Le 31 mai à 6 heures du soir, il était encore sur le pont lisant un journal, mais il n'avait pas voulu dîner; la nuit, au rapport d'un domestique, il fut dans le délire, et le matin à 9 heures il était mort. Pendant la nuit il fut soigné par le médecin anglais du navire qui n'a voulu donner aucun renseignement à un médecin français, qui, par sa position à Alexandrie, avait souvent vu des pestiférés. Etonné d'une mort si prompte, ce dernier chercha à savoir s'il y avait sur le cadavre quelques signes de peste: un domestique dépêché secrètement par lui, voulut visiter le cadavre, mais on l'en empêcha et on ne lui montra que la tête et la poitrine ; on donnait pour prétexte qu'il était déjà enseveli ; on a dit, pour expliquer cette mort, que ce peintre était un homme usé, d'une santé débile, et malade depuis longtemps ; cependant il avait reçu un certificat de santé au départ d'Alexandrie. Le médecin et le capitaine du paquebot ne croyaient pas à la contagion de la peste. Deux Français, passagers à bord, n'ont pu voir le procès verbal qui constatait le genre de la maladie et la mort.

Ainsi, rapidité de voyage, cas douteux, pour ne pas dire de peste, légère quarantaine d'observation, silence des employés du paquebot, patente brute, le bâtiment venant d'un foyer épidémique de peste, abolition des lois sanitaires européennes, négation de la contagion de la peste, ruse et adresse de l'Angleterre ; tout est résumé dans ce fait :

Certes on ne peut trouver un cas plus grave ; une mort subite avec délire sera toujours considérée comme très suspecte de peste, surtout venant d'un lieu que la peste ravage ; il y a tout ce qu'il faut pour compromettre la santé publique,et cependant, après 14 jours 14 heures de voyage, le conseil privé du roi n'ordonne que le restant de 14 jours de quarantaine à partir de la mort, c'est-à-dire 8 jours 18 heures de quarantaine d'observation. A Marseille, l'intendance sanitaire eût imposé 40 jours de rigoureuse quarantaine, de sorte que l'on n'eût été libre que le 55e, à Paris le 58e, à Londres le 61e, tandis que l'on a été à Londres le 25e, et à Paris le 28e.

L'Angleterre ne s'est donc pas contentée de fixer ses quarantaines comme celles de Malte ou de Marseille et d'y comprendre le temps du voyage ; elle les a diminuées, puis abrogées par le fait, même dans les cas graves; les 14 jours de quarantaine sont une dérision, c'est se moquer de nous en nous dépouillant.

Les conséquences de la décision du conseil privé du gouvernement anglais sont immenses et de la gravité la plus haute pour la santé publique de l'Europe, si la peste est contagieuse, et pour les relations de la France avec l'Orient; cette mesure enlève à la France l'avantage de sa position physique et le transporte à l'Angleterre comme on va le voir.

Je suis loin de blâmer l'Angleterre, elle a eu raison d'agir ainsi, puisque les faits observés et la logique sont d'accord avec ses intérêts politiques et commerciaux. Elle donne l'exemple, c'est à nous de savoir si nous voulons en profiter.

Résultat par rapport à la France.

J'examinerai la question par les chiffres, c'est à-dire en comparant entre elles les lignes de vapeurs français et anglais, les prix, les dépenses, le temps de la route et des quarantaines.

Bateaux à vapeur anglais (d'Alexandrie à Southampton).

D'Alexandrie à Southampton, prix du passage tout compris,	1125 fr.	et 16 j. de route.
Cadeaux aux garçons de bord,	37	
De Southampton à Londres,	25	1 id.
Faux frais,	25	
Rendu à Londres,	1212 fr.	et 17 j. de route.

D'Alexandrie à Southampton, prix, cadeaux et frais,	1162 fr.	et 16 j. de rout

Report.	1162 fr.	et 16 j.	de route.
De Southampton à Paris, prix, faux frais,	62	3	id.
Rendu à Paris,	1224 fr.	et 19 j.	de route.

Bateaux à vapeur français (d'Alexandrie à Marseille).

D'Alexandrie à Marseille, prix,	480 fr.	et 9 j.	de route.
Nourriture en route de 9 jours, à 6 francs,	54		
Faux frais de route,	20		
20 jours de quarantaine à 3 fr. par jour,	60	20	id.
Nourriture à 5 fr. par jour,	100		
Faux frais de quarantaine,	40		
Rendu à Marseille,	754 fr.	et 29 j.	r. et quar.
Retard à Marseille, prix,	6	1 j.	de retard.
De Marseille à Paris	140	5 j.	de route.
Nourriture, frais et faux frais	40		
Rendu à Paris.	940 fr.	et 35 j.	de route.
De Paris au Hâvre et à Londres,	87	3	id.
Nourriture,	18		
Retard à Paris,	15	2	id.
Frais, faux frais pour ces 5 j.,	25		
Rendu à Londres,	1085 fr.	et 40 j.	de route.

RÉSUMÉ.

D'Alexandrie à Paris, ligne française,	940	35 j.
D'Alexandrie à Paris, ligne anglaise,	1224	19 j.
Avantage de la France,	284 fr.	16 j. *à l'avantage de l'Anglet.*
D'Alexandrie à Londres, ligne française,	1085	40 j.
D'Alexandrie à Londres, ligne anglaise,	1212	17 j.
Avantage de la France,	127 fr.	23 j. *à l'avantage de l'Anglet.*

Ainsi, d'après ces tableaux, prenant la ligne française pour venir d'Alexandrie à Marseille directement, sans relâche, vous mettez, terme moyen, neuf jours, souvent dix ; ajoutez pour la patente brute vingt jours de quarantaine, c'est le cas le plus ordinaire, vous ne serez libre à Marseille que le vingt-neuvième jour, au plus.

Il faut bien compter un jour de retard, en moyenne, après la sortie de quarantaine ; et pour la route jusqu'à Paris, cinq jours au moins. Tout le monde ne veut et ne peut retenir sa place à l'avance dans la malle-poste qui part le soir du jour de la sortie directement pour Paris. On passe ordinairement par Lyon, or, il faut cinq jours. Total trente-six jours pour se rendre à Paris. Un Anglais y restera bien deux jours ; et de Paris à Londres, trois jours peuvent être comptés. Total 40 jours.

Tel est, en moyenne, le temps que vous mettrez pour vous rendre sur ces différents points, en prenant la ligne française et en passant par la France qui est la route la plus courte.

Par la ligne anglaise, c'est-à-dire par la route la plus longue, avec la même patente, la patente brute, qui porte 14 jours de quarantaine, mais ces jours sont compris dans le voyage, vous allez d'Alexandrie en Angleterre en 16 jours, à Londres en 17, à Paris en 19, et même à Marseille en 26 au lieu de 29 par la ligne française; certes, je suis loin d'avoir forcé les chiffres.

Il y a donc un avantage de temps très-grand pour les personnes qui reviennent d'Egypte, de prendre la ligne anglaise; elles sont, par cette route la plus longue, à Londres 23 jours plus tôt, à Paris 16 jours plus tôt.

Que la patente soit ou suspecte, ou nette, ou brute, peu importe pour la ligne anglaise; pour la ligne française, il n'en est pas de même, il y a un léger avantage, lorsque MM. de la santé de Marseille veulent bien admettre la patente suspecte ou nette, cas fort rare; alors la quarantaine est de 15 jours au lieu de 20, ce sera donc le chiffre de 5 à retrancher des différences au profit de la ligne anglaise; mais je le répète, le cas est trop rare pour que l'on en tienne compte, seulement il faut le noter. Sous le régime de cette patente on devra aussi diminuer de 40 francs les dépenses.

L'avantage de temps pour l'Angleterre est, comme on le voit, fort beau : serait-il compensé par l'argent? On a vu qu'il fallait au moins (et là encore je n'ai pas enflé les chiffres) pour se rendre à Paris par la ligne française 940, et à Londres 1085 francs. Pour se rendre à Londres par la ligne anglaise 1212 francs, et à Paris 1224 francs.

C'est donc par la ligne anglaise 284 fr. de plus pour Paris et 127 fr. seulement pour Londres. Or, jamais un Anglais ne fera cette économie, s'il préfère la ligne française : dans le lazaret et dans les hôtels il dépensera bien au-delà; arrivé à Londres, il aura encore 25 jours de route de plus. S'il y a compensation, c'est seulement pour un Français ou tout autre personne qui se rend à Paris, ou dans le centre de la France; encore faut-il qu'elle ne soit pas pressée par ses affaires. De plus, ces avantages d'argent, l'Angleterre peut nous les enlever quand elle le voudra, en abaissant le prix de ses transports.

On peut déjà tirer les conséquences de cet état de choses; quant à moi, je le déclare ici comme déjà je l'ai fait devant l'académie des sciences et celle de médecine, comme j'en ai averti le ministre du commerce à la fin de 1841, guidé par la connaissance des faits. Le maintien des quarantaines inégales de France et d'Angleterre sera la ruine de nos paquebots d'abord, et plus tard celle encore de nos intérêts matériels et politiques en Orient.

Une partie de mes prévisions s'est déjà réalisée.

Je viens de signaler la marche de l'Angleterre par rapport aux quarantaines, l'état de ces quarantaines pour les provenances d'Egypte et la sagesse du principe adopté : que le temps de la quarantaine compterait à dater du jour du départ. J'ai démontré les résultats de ce principe au point de vue national, et les avantages que cette puissance en retirait au détriment de la France; enfin, si la peste était contagieuse, on peut déjà voir quel danger les mesures anglaises feraient courir à la santé générale de l'Europe, et surtout de la France, attendu que l'on pourrait apporter la peste jusque dans Paris sans que personne pût s'en douter.

Ces faits, que j'ai signalés en 1841 en indiquant les moyens d'y remédier, existent toujours; ils ont causé pour l'année 1842 un déficit porté par des négociants de Marseille à 1,200,000 francs, et cela pour nos paquebots de la Méditerranée seulement; ce déficit sera probablement pour 1843 de 2,000,000 environ. Je ne parle pas des pertes que notre commerce avec le Levant a pu souffrir d'un tel état de choses; il est presque impossible de se procurer ces chiffres particuliers, mais il a dû se ressentir d'une aussi redoutable concurrence; Marseille s'en est émue et a déjà signalé le mal (1).

Mais ce n'est pas l'Angleterre seulement qui nous fait cette guerre d'intérêt, qui s'avance résolument dans la voie du progrès, c'est aussi l'Autriche : d'un seul bond elle a franchi l'espace qui existe entre la conservation des quarantaines et leur anéantissement.

Je vais exposer comment les choses se sont passées; on verra comment elles doivent être appréciées au point de vue scientifique.

Etat des quarantaines de l'Autriche sur le Danube pour les provenances de la Turquie; de leur abolition.

Chacun sait que l'Autriche entretenait à grands frais un cordon sanitaire sur ses frontières et sur le Danube; elle avait établi sur différents points des quarantaines qui gênaient beaucoup la navigation du fleuve et les provinces slaves placées sous la suzeraineté de la Porte. Ces pro-

(1) Voir les notes à la fin du mémoire.

vinces presque indépendantes ont une frontière distincte des autres pays soumis à la Porte; les chefs slaves, à l'instigation de l'Autriche, y établirent des quarantaines contre les états turcs proprement dits, de sorte qu'il y avait double ligne sanitaire. L'Autriche, qui avait ses intérêts dans cette organisation, fit bientôt savoir aux gouvernements slaves que, puisqu'ils faisaient bonne quarantaine avec les états turcs, il était inutile de gêner plus longtemps leurs relations, qu'en conséquence elle levait ses quarantaines, ce qui semblait naturel.

Mais on doit se souvenir de ce grand bruit au sujet des établissements sanitaires que le sultan fondait dans tout son empire; la presse allemande surtout enregistrait avec fracas ce prétendu mouvement de civilisation. Toutes ces nouvelles venaient d'Allemagne : qu'y avait-il d'étonnant, les agents supérieurs de la santé de Constantinople étaient presque tous sujets autrichiens.

Cependant, comme je connaissais l'esprit du gouvernement turc, j'étais loin d'être convaincu; je ne croyais rien, et voici pourquoi : en 1838, je m'étais trouvé à Constantinople avec des envoyés du lazaret de Semlin, chargés, disait-on, d'organiser un semblable établissement à Constantinople. Ils débutèrent par présenter un mémoire dans lequel ils déclaraient que la peste était seulement endémique en Egypte, qu'elle venait toujours d'Egypte; que par conséquent il fallait se mettre en garde contre ce pays. Quant à la Turquie, la peste n'y était ni endémique ni sporadique, mais toujours importée. Comme depuis quatre ans j'étudiais la peste en Orient, il me sembla que pour ces messieurs, qui n'avaient vu cette maladie que dans le lazaret de Semlin, une telle conclusion était fort hasardée ; bientôt j'en connus la cause.

Un jour, étant allé avec M. le docteur Lago, pour rendre visite à ces employés, on me répondit fort ingénuement, qu'ils étaient en grande délibération sur les quarantaines, avec le premier interprète de la légation autrichienne ; ainsi l'Autriche se mêlait de cette question, c'était un avertissement : les quarantaines en Turquie cachaient donc autre chose qu'un intérêt scientifique et philantropique ; il ne restait qu'à attendre le développement des faits. L'établissement des bateaux à vapeur du Danube, en indiquait assez bien le but.

Cette année 1842, les états Slaves, jouant à l'égard de la Turquie la même comédie que l'Autriche à leur égard, ont levé les quarantaines de leurs frontières et du Danube, attendu, disent-ils, que la Turquie, prenant chez elle des mesures de précaution, ayant des quarantaines contre l'importation de la peste, il n'y a plus rien à craindre de cette maladie.

Telle est la manœuvre habile que l'on vient d'exécuter. Si l'on m'opposait les quarantaines de l'empire ottoman, et si l'on voulait s'appuyer sur elles pour justifier la conduite et la marche de l'Autriche, je répondrais : puisque cette puissance se croit si certaine des mesures sanitaires de la Turquie, pourquoi ne fait-elle pas pour Trieste et pour la mer Adriatique, ce qu'elle vient de faire pour le Danube ? Mais l'Autriche sait fort bien que les quarantaines sur lesquelles elle s'appuie ne sont qu'une jonglerie. Qu'elle se conduise comme elle le fait ! qu'elle nous donne l'exemple ! cette puissance a raison. Qu'elle profite pour ses intérêts des circonstances qu'elle a fait naître, qu'elle attire dans ses ports, à notre détriment le commerce de l'Orient! mais qu'elle veuille bien ne pas nous croire des dupes et des ignorants!

Il ne faudrait cependant pas penser que l'Autriche a proclamé l'abolition des quarantaines du Danube. C'eût été une imprudence qui aurait fait crier; elle a été plus adroite, elle semble les conserver, tout en les abolissant par le fait.

Les nouvelles ordonnances portent qu'avec patente nette, il n'y aura que vingt-quatre heures de quarantaine d'observation à Orsova; or, il faut, sur ce point, s'arrêter deux jours, terme moyen. Cette patente est délivrée quarante jours après le dernier cas de peste. Avec la patente brute, la quarantaine est de dix jours au moins, selon les circonstances. Or, quand délivre-t-on cette patente? Seulement lorsqu'il y a épidémie, ce qui n'arrive que tous les cinq ou six ans au plus, et pendant cinq ou six mois, de sorte que sur six ans, il n'y a que six mois de patente brute, par conséquent de quarantaine.

Que l'on ne soutienne pas, que si la patente est nette, c'est qu'il n'y a pas de cas de peste dans l'empire et dans Constantinople? Cela est impossible à savoir, même dans cette capitale, où l'on prétend visiter les morts et inspecter les cadavres. Il n'y a qu'une seule ville dans tout l'orient où cela se pratique régulièrement, c'est à Alexandrie, parce qu'elle est entourée de murailles, que les cimetières sont à l'extérieur, et qu'un mort ne peut passer sans que l'on exhibe une carte de visite. A Constantinople, ville immense et disséminée, sans murailles, avec des cimetières de tous côtés, on ne fait pas ces visites sérieusement, car on n'oserait. On s'en rapporte aux laveurs de morts, plus que faciles à séduire, ou à des gens qui ne croient pas à la contagion, qui ne connaissent rien à la peste, et qui par préjugé, sont contraires aux innovations des chrétiens que l'on maudit parmi le peuple et le clergé, comme étant les instigateurs d'une mesure sacrilége; la profanation des cadavres. Visite-t-on le harem? Non. Il y aurait une révolte générale, et il n'est pas probable que le sultan et ses ministres veuillent se faire étrangler, pour le bon plaisir des réformateurs de la santé publique. Le harem est tellement inviolable, et les préjugés si tenaces, que Mahmoud lui-même, ce sultan qui avait massacré les janissaires, proclamé la réforme, institué les quarantaines, a laissé périr en couches sa fille chérie, plutôt que d'appeler un médecin franc ou européen. Lorsque je dis que les mesures sanitaires prises à Constantinople sont une jonglerie, on voit si je suis au-dessus de la vérité, et l'on peut s'en assurer par une enquête.

La peste existe dans Constantinople et la Turquie, comme elle y existait avant le simulacre des mesures sanitaires. Alors, dans l'intervalle des épidémies, on rencontrait ça et là des cas de peste; aujourd'hui, c'est encore la même chose, seulement ils sont plus rares, parce que l'on cache la maladie, afin de ne pas être séquestré et mis en quarantaine. La famille, le médecin, les amis du malade ont un intérêt identique; tout le monde se tait, or comme, après la mort, souvent le bubon, s'il a existé, disparaît, je mets au défi de reconnaître un cadavre de pestiféré sans ce signe, et lors même qu'il existe, on ne peut le déclarer tel, si l'on n'a pas suivi les phases de la maladie.

Paris est le centre de la civilisation; supposez un moment la peste à l'état endémique dans cette immense cité;

que, par religion, la plus grande partie de la population ne croie pas à la contagion, et que tous redoutent la quarantaine ; qu'il n'y ait pas de médecin visitant les morts au nom de l'autorité, et que dans le cas où une famille aurait un de ses membres atteint de peste, il soit enlevé de sa maison ou bien séquestré, que tous ses effets soient bouleversés, mis à l'air, ce qui occasionne de grands dommages, que le médecin qui l'aurait soigné, s'il l'avait touché par mégarde, ou s'il en était soupçonné, soit aussi séquestré ; je demande combien l'on aurait de déclarations de peste ? C'est là ce qui se passe à Constantinople, pays peu civilisé, où l'arbitraire et les passions de messieurs les contagionistes employés cherchent les moyens de se développer, en faisant du zèle. Si donc on rencontre moins de cas de peste aujourd'hui, c'est qu'ils sont plus cachés.

Tel est l'état de choses dans la Turquie. Si la peste est contagieuse, l'Autriche, dont les paquebots mettent pour arriver à Vienne 22 jours, terme moyen, mais qui peuvent y être en 18 jours, dont les courriers arrivent en dix jours de Constantinople, l'Autriche compromet la santé publique de l'Europe et surtout de l'Allemagne.

État des quarantaines de l'Allemagne à Trieste, pour les provenances d'Égypte, de Syrie et de Turquie.

A Trieste, la violation des quarantaines est un peu plus voilée que sur le Danube. On prend des précautions pour déchirer le contrat sanitaire : l'Italie est trop voisine, elle ne manquerait pas de faire de vives réclamations; on procède avec adresse et voici comment on s'y prend.

Quand vous venez soit d'Egypte, soit de Turquie à Trieste, vous faites à Syra, en Grèce, une quarantaine de 7 jours plus le spolio : ce spolio dont on a fait grand bruit consiste, en arrivant au lazaret, à déposer vos effets dans une chambre, puis à prendre un bain; là vous changez d'habits, que vous louez, et on porte les vôtres dans une chambre où ils sont étendus sur des cordes avec le reste de vos effets; pendant la nuit ils sont parfumés avec du chlore ou du soufre; en sortant du bain, on vous conduit dans une autre chambre, et le lendemain vous rentrez dans celle qui contient vos effets; 6 jours après vous êtes libres. Telle est la quarantaine de Syra, et le spolio au moyen duquel on prétend anéantir toute action du virus pestilentiel !

De Syra à Trieste, vous prenez le paquebot qui se rend à Athènes, Patras, Corfou où il est en libre pratique, à Ancône où il est en quarantaine, enfin à Trieste où, après 48 heures d'observation à bord, vous débarquez.

Voici un résumé des dépenses et du temps d'un voyage d'Alexandrie à Trieste avec patente brute.

D'Alexandrie à Syra, prix du voyage,	155 fr.	et	4 jours.
Nourriture et faux frais,	30		»
Frais de quarantaine et faux frais à Syra,	75	et	7
Retard de 3 jours en moyenne dépense,	20	et	3
De Syra à Trieste, prix,	250	et	7
Quarantaine,	»		2
Nourriture de 9 jours à bord, à 5 francs,	45		»
Faux frais,	15		»
Rendu à Trieste,	590 fr.	et	23 jours.

D'après cette note on peut voir qu'il y a, en venant d'Alexandrie avec patente brute, 9 jours seulement de quarantaine, tandis qu'à Malte il y en a 20, 11 jours de plus; à Marseille, 15 avec spolio, 6 jours de plus. Cette mesure sanitaire du spolio est nouvelle, et déjà on voit les intendances sanitaires différer d'opinion.

Cette position des intérêts français n'a-t-elle pas quelque chose de ridicule? combien on doit rire de notre simplicité et combien les hommes qui repoussent, par intérêt ou par vanité, la révision des lois sanitaires, ne sont-ils pas coupables?

État des quarantaines anglaises et de leur abolition pour les provenances de Constantinople.

On doit bien penser que l'Angleterre qui, la première a donné l'exemple de la réforme sanitaire, en adoptant pour principe que le temps du voyage compterait dans le temps de la quarantaine, que l'Angleterre ne manquerait pas d'appliquer aux provenances de Constantinople les mesures qu'elle a adoptées pour celles d'Alexandrie; c'est en effet ce qu'elle vient de faire, en 1842, en organisant un service direct de Constantinople à Southampton.

Mais voici qui est très-curieux et très-instructif. Cette ligne anglaise, qui est en pleine activité, n'est organisée que jusqu'à Malte. Ce sont nos paquebots qui font le reste du service de Malte à Constantinople. Une fois par mois, un de nos paquebots, qui vient de Constantinople, correspond avec le bateau à vapeur anglais qui attend à Malte, et part de suite pour Southampton. Les passagers qui veulent prendre la route de France restent au lazaret et font une quarantaine de 20 jours; ceux au contraire qui sont pressés et qui veulent venir en France, à Paris, par exemple, en passant par l'Angleterre, sans faire quarantaine, sont immédiatement embarqués. Ils sont à Southampton le 10e jour, à Londres le 11e et à Paris le 13e, pendant que les autres compagnons de route de Constantinople sont encore à Malte en quarantaine; de plus, il leur reste à faire la route jusqu'à Paris ou à Londres.

L'administration sanitaire et le gouvernement ne doivent pas ignorer ce fait, ils le tolèrent, bien plus, ils le favorisent; ainsi nous aidons nous-mêmes à la concurrence des Anglais, et nous établissons pour la contagion deux règles différentes. Que l'on ne vienne pas nous dire, après ce qui se passe, que l'on croit à la contagion ou du moins à l'importation de la peste par les navires, lorsqu'il est patent que l'on facilite la violation des lois sanitaires.

Ce fait prouve clairement que l'on regarde les quarantaines comme inutiles et nuisibles, que si on les conserve dans la Méditerranée, c'est pour ne pas faire crier les esprits timorés.

J'en appelle aux contagionistes, quelle confiance peuvent-ils avoir dans une organisation qui n'a plus de base, que les gouvernements anglais, autrichien et autres ont violée, mise de côté, à laquelle notre gouvernement ne croit plus et qu'il n'ose renverser.

Ainsi, aux deux extrémités de l'Europe, l'Angleterre et l'Autriche ont pris de telles mesures que leurs quarantaines sont annihilées. Si la peste est contagieuse, l'Europe ne doit pas tarder longtemps à voir cette maladie décimer sa population. La question est nettement posée : sur plusieurs points, les quarantaines sont abolies, Trieste a déjà préludé en commençant par la Grèce. Pour l'Orient, elle confond adroitement le temps de la quarantaine dans celui de la route. Malte attend que l'usage sanctionne ces nouvelles mesures; enfin, j'ai acquis la certitude que, dans des pays voisins, des marchandises, dont l'entrée est interdite en France par les lois sanitaires, ont été débarquées en libre pratique, aussitôt leur arrivée d'Orient. Partout on donne l'exemple à la France; tout à l'heure on a même vu notre gouvernement faciliter une violation flagrante des lois sanitaires, et personne n'ose porter la main sur ce code barbare que l'on a déclaré dernièrement encore *arche sacrée.*

Résultat de l'abolition des quarantaines pour les provenances de Constantinople par rapport à la France.

Le plus souvent on est embarrassé pour constater un résultat; mais lorsque les chiffres vous viennent en aide rien n'est plus facile, et ils se présentent ici naturellement. J'avertis que dans les nombres qui suivent, je suis le plus souvent au-dessous de la vérité : comme on pourrait donner à entendre qu'il y a des erreurs, d'avance je déclare qu'il en existe, mais elles sont plutôt contre mon opinion. J'ai craint, en étant trop rigoureux, de paraître exagéré. J'avais même pensé à ne pas compter les retards et le temps des séjours, j'ai dû les rétablir; ils ont lieu forcément à Malte, à Marseille et à Paris. A Malte seule, ils sont ordinairement de 8 jours et je n'en n'ai compté que 2. Ainsi, quant aux chiffres, je défie que l'on puisse prouver que je les ai enflés ou diminués.

Comparaison de la ligne allemande et de la ligne française.

Voici d'abord les tableaux comparés des frais de route, tout compris : 1º de Constantinople à Paris et à Londres, par Marseille ou par la ligne de nos paquebots ; 2º de Constantinople à Paris et à Londres, par Vienne et Strasbourg, ou par Strasbourg et la Belgique, c'est-à-dire par la ligne des paquebots allemands du Danube.

Route par les paquebots français.

Prix de Constantinople à Marseille,	465 fr.	15 j. de route.
Nourriture en route, 15 jours à 6 francs,	90	»
Faux frais,	20	»
Quarantaine à Malte, 20 jours à 3 francs,	60	20 j. de quar.
Nourriture pour 20 j., à 5 fr.,	100	»
Faux frais pour 20 jours,	40	»
Retard à Malte, 2 jours,	15	2 j. de retard.
Rendu à Marseille,	750 fr.	37 j. de voyage.
De Marseille à Paris,	186	6 j.
Rendu à Paris,	976 fr.	43 j. de voyage.
De Paris à Londres,	87	»
Faux frais à Paris et à Londres,	25	»
Nourriture de 3 jours de route, à 6 francs,	18	3 j. de route.
Retards, 2 jours en moyenne,	15	2 j. retards.
Rendu à Londres,	1121 fr.	48 j. de voyage.

Route par les paquebots allemands.

De Constantinople à Vienne, prix,	250 fr.	21 j. de route.
Nourriture, à 5 fr., pour 21 j.,	105	»
Faux frais de route,	20	»
Séjour à Vienne,	10	1 j. de retard.
De Vienne à Lintz,	15	1 j. de route.
Nourriture et frais,	10	»
Séjour à Lintz,	10	1 j. de retard.
De Lintz à Ratisbonne,	30	1 j. de route.
Nourriture et frais,	10	»
Séjour à Ratisbonne,	10	1 jour de retard.
De Ratisbonne à Ulm,	30	1 j. de route.
Nourriture et frais,	10	»
Séjour à Ulm,	10	1 j. de retard.
D'Ulm à Strasbourg,	60	2 j. de route.
Rendu à Strasbourg,	580 fr.	30 j. de voyage.
Séjour à Strasbourg,	10	1 j. de retard.
De Strasbourg à Paris,	55	2 j. de route.
Nourriture et faux frais,	10	»
Rendu à Paris,	660 fr.	33 j. de route.
De Paris à Londres,	145	5 j. de route.
Rendu à Londres,	805 fr.	38 j. de voyage.

Route par la Belgique.

De Constantinople à Strasbourg,	580	30 j. de voyage.
Séjour à Strasbourg,	10	1 j. de retard.
De Strasbourg à Londres par le Rhin et la Belgique,	143	4 j. de route.
Nourriture et faux frais,	40	»
Rendu à Londres,	773 fr.	35 j. de voyage.

RÉSUMÉ.

De Constantinople à Paris par Marseille,	976 fr.	43 jours	de route.
De Constantinople à Paris par l'Allemagne,	660	33	id.
Avantage de l'Allemagne,	316 f.	et 10 jours.	
De Constantinople à Londres par Marseille,	1121 fr.	48 jours	de route.
De Constantinople par Strasbourg et Paris,	805	38	id.
Avantage de l'Allemagne,	516 f.	et 10 jours.	
De Constantinople à Londres par Marseille et Paris,	1121 fr.	48 jours	de route.
De Constantinople à Londres par Strasbourg et la Belgique,	773	35	id.
Avantage de l'Allemagne,	348 f.	et 13 jours.	

Dans l'état actuel, par rapport à nos quarantaines et à nos intendances sanitaires, vous êtes à Paris venant de Constantinople par Marseille en 43 jours, et pour 976 fr., tandis que par l'Allemagne, vous mettez 33 jours, et vous ne dépensez que 660 fr., ce qui donne à la ligne allemande sur la ligne française, un avantage de 316 francs et de 10 jours.

Pour se rendre à Londres par l'une ou l'autre ligne, en passant par Paris, la différence de temps et d'argent est la même à l'avantage de l'Allemagne. Mais, si au lieu de prendre la route de Paris à Strasbourg, vous prenez les bateaux à vapeur du Rhin, et les chemins de fer de la Belgique, vous êtes à Londres en 35 jours pour 773 francs; tandis que par Marseille et Paris, il faut 48 jours et 1121 fr., ce qui donne à l'avantage de l'Allemagne 348 fr. et 13 jours.

Lorsque les intendances de la Méditerranée veulent bien admettre le régime de la patente suspecte, qui est de 5 jours en moins que pour le régime de la patente brute qu'ils préfèrent, il faut alors faire sur les jours de route la diminution que je viens d'indiquer, et compter en moins 40 francs, que l'on peut regarder comme maximum des dépenses; mais ce cas est rare.

Tels sont les chiffres. Cependant la dépense et le temps ne sont pas les seuls désavantages de la route de Constantinople par les paquebots français. Tandis que par la ligne allemande vous avez peu de mer à traverser, que vous naviguez surtout dans un beau fleuve, où vous n'avez pas à craindre le gros temps, le roulis et le tangage, que vous traversez des pays variés et remarquables, par la ligne française, vous êtes toujours en mer, ce dont vous êtes bientôt fatigué; le seul agrément que l'on pourrait compter, serait les quelques points de relâche, mais ce plaisir est bien compensé par une prison de 15 ou 20 jours, que l'on va ou que l'on vient de subir. Il est juste de dire que des personnes préfèrent la navigation de la ligne française à la navigation du Danube. Quoi qu'il en soit, avantage de temps, avantage d'argent, absence de prison, agréments de route, contestés, il est vrai; tout est pour l'Allemagne au détriment de la France, grâces à nos quarantaines.

Comparaison de la ligne anglaise et de la ligne française.

Si du moins nos lois sanitaires ne favorisaient que la ligne allemande, bien plus elles viennent en aide à la redoutable concurrence des Anglais. On a vu que l'un des bateaux à vapeur français qui fait chaque mois le voyage de Constantinople à Malte correspondait, comme le paquebot anglais qui vient d'Alexandrie, avec le bateau à vapeur qui part de Malte pour Liverpool ou Southampton. Ce service est combiné de manière à ce qu'il n'y ait point de retard; c'est donc une ligne directe de Constantinople en Angleterre, qui jouit des mêmes avantages que la ligne d'Alexandrie, c'est-à-dire qu'il n'y a pas de quarantaine, puisqu'elle est comprise dans le temps du voyage; on a lu plus haut l'historique de cette curieuse organisation. En voici la conséquence.

Comme pour l'abolition des quarantaines d'Alexandrie, je vais procéder par chiffres et par tables; c'est plus pratique et plus certain, et surtout très-clair et très-instructif.

Ligne directe de Constantinople en Angleterre.

De Constantinople à Malte, prix, frais, nourriture,	320 f.	et 7 j.	de route.
De Malte à Southampton, tout compris,	850	10	id.
Rendu à Southampton,	1170 f.	et 17 j.	de route.
De Southampton à Londres,	25	1	id.
Rendu à Londres,	1195 f.	et 18 j.	de route.

Rendu à Southampton,	1170 f.	et 17 j.	de route.
De Southampton à Paris,	62	3	id.
Rendu à Paris,	1232 f.	et 20 j.	de route.

Pour la ligne des paquebots français, voir le paragraphe antécédent.

RÉSUMÉ.

De Constantinople à Londres, ligne française,	1121 f.	et 48 j.	de route.
De Constantinople à Londres, ligne anglaise,	1195	18	id.
Avantage de la France,	74 f.	30 j.	*avantage de l'Angl.*

De Constantinople à Paris, ligne française,	976 f.	et 43 j.	de route.
De Constantinople à Paris, ligne anglaise,	1232	20	id.
Avantage de la France,	256 f.	23 j.	*avantage de l'Angl.*

Ainsi, l'on va de Constantinople à Londres par Southampton, en 18 jours, et pour 1195 francs; à Paris, par cette même route en 20 jours, et pour 1232 francs, tandis que par Marseille, ligne directe ou ligne la plus courte, on met pour Paris 43 jours, et l'on dépense 976 francs; pour Londres, 48 jours, et il en coûte 1121 francs, ce qui donne à la ligne anglaise un avantage de 23 à 30 jours; je ne pense pas que l'on admettra comme compensation même pour Paris, 256 jours, et 74 francs que l'on dépense en moins par la ligne française. Il n'y aurait qu'une seule chose qui pourrait faire préférer nos paquebots, c'est l'ennui d'une longue navigation ; encore y a-t-il des relâches à Malte, Gibraltar et Lisbonne; mais qu'importe cette navigation aux personnes qui voyagent pour affaires, comme les Anglais par exemple.

Tel est le résultat des nouvelles mesures sanitaires. Aussi le retour de l'Orient pour les Anglais, les Hollandais, les Belges et les Français des départements de l'Ouest et du Nord, a-t-il lieu par Southampton, et l'administration des paquebots de la Méditerranée a dû constater, pour l'année 1842, un déficit qui n'a pas d'autre cause que nos institutions sanitaires. Avant 1841, le passage avait lieu par la France. En calculant au minimum le tort que nos quarantaines nous causent, en repoussant les voyageurs, on peut évaluer cette perte à 1200 francs au moins par personne.

De l'importation de la peste en France, et de la nécessité d'une réforme.

Si maintenant on envisage ce qui se passe au point de vue de la contagion de la peste, et d'après les idées qui régissent la matière, si on raisonne comme des contagionistes, à quoi l'Autriche, l'Allemagne, l'Angleterre, ne sont-elles pas exposées, et par suite les pays en communication avec elles.

Certes, jamais l'Europe n'a été ainsi menacée, et la santé publique plus compromise : les paquebots de l'Autriche mettent 21 jours, terme moyen, pour arriver à Vienne, les courriers arrivent en 10 jours de Constantinople; si un voyageur, si un courrier avait la peste dans ses effets ou à l'état d'incubation, qu'arriverait-il si cette maladie est contagieuse. Il est vrai que la France, prévenue par le malheur de l'Allemagne, aurait le temps de prendre des précautions sanitaires. Mais pour l'Angleterre, que pouvons-nous faire ? Rien. En France, la peste peut donc arriver par le Nord, elle ne trouvera pas de barrières. Pour s'en convaincre, on n'a qu'à vou'oir se souvenir de l'état des choses, et s'informer de ce qui se passe.

On est libre le 16e jour à Southampton, avec patente brute, c'est-à-dire lorsque l'on vient d'un pays où règne la peste. Or supposez, et cela est certifié par tous les contagionistes, que la peste soit dans la malle d'un voyageur ; (on regarde les effets comme ce qu'il y a de plus dangereux), qu'ils contiennent le virus contagieux ; puisqu'il n'y a pas de quarantaine, la malle peut fort bien n'avoir pas été ouverte pendant la traversée : le virus y existant, il n'a pu en sortir, la peste sera donc introduite en Angleterre.

Si cela n'est pas rigoureusement vrai, la base actuelle des lois sanitaires est fausse.

Il est vrai de dire qu'en Angleterre, le jour de l'arrivée, avant de débarquer, il y a une visite à bord, pour constater la santé des individus, et savoir si la quarantaine en route a été bien observée ; on ouvre même les malles, ce qui est une mesure dérisoire. Mais si, à l'ouverture des malles, un passager absorbe la peste qui y était renfermée, effet assez ordinaire, dit-on, il débarquera ; s'il vient en France, il peut prendre le bateau à vapeur qui part le jour même, arrivera au Havre, à Paris avec la peste, le 19e jour après son départ d'Orient, et 3 jours depuis qu'il a quitté le bord du bâtiment qui l'a amené. Comme la période d'incubation de la peste est ordinairement de 4 à 5 jours, quelquefois de 8, la maladie ne se déclarera, qu'à l'arrivée à Paris ou bien les jours suivants. Or, peu de médecins connaissent cette maladie, ils la prendront, à coup sûr, pour une gastro-céphalite très-intense, de sorte que si elle est contagieuse, les contacts multipliés de ce pestiféré, et des personnes qui l'auront touché, répandront partout la peste; *sans que l'on s'en doute, elle sera installée jusque dans Paris.*

Telle est l'exacte position qui nous est faite par l'état des quarantaines anglaises; il y a de quoi trembler pour la France et l'Europe, si véritablement la peste est contagieuse.

Une réforme dans les lois sanitaires et les quarantaines est donc devenue une nécessité. Quelle confiance avoir dans une organisation que les gouvernements anglais, autrichien et autres ont violée, mise de côté, à laquelle notre gouvernement ne croit pas, comme on l'a vu par le fait de la ligne anglaise de Constantinople, et qu'il n'ose renverser?

L'Angleterre et l'Autriche ont pris de telles mesures, que leurs quarantaines sont comme abolies. La question est nettement posée sur la Manche et sur le Danube; dans la Méditerranée, Trieste a déjà commencé le mouvement. Partout on nous donne l'exemple, partout le système des quarantaines est percé à jour.

Scientifiquement, sa base est niée ou mise en doute; administrativement, la loi qui repose sur cette base est faussée, violée, inexécutée et inexécutable; commercialement et politiquement, on l'adopte ou on la rejette, suivant les circonstances. Ainsi, médecins, administrateurs, gouvernants, contagionistes ou non, tous doivent reconnaître qu'il faut une réforme.

Quelle sera cette réforme ?

Ici nous entrons dans l'application d'un principe; alors commencent les divergences d'opinion. Les uns veulent une augmentation du temps de la quarantaine, ce sont les contagionistes purs; les autres veulent une diminution graduée, ce sont les contagionistes ébranlés; enfin, les non contagionistes demandent l'abolition complète des quarantaines; pour ces derniers, la question est résolue de suite. Mais si l'on admet qu'il faut une quarantaine augmentée ou diminuée, sur quoi la basera-t-on ? Il faut être logique : pas de base certaine, pas de loi solide. S'appuiera-t-on sur la contagion plus ou moins contagieuse, sur l'infection ou sur la durée de la période d'incubation ? il y a des siècles que l'on discute sur ce sujet; il faudra recommencer sans plus avancer. Si vous voulez suivre la route tracée par nos devanciers, c'est-à-dire agir avec instinct, vous vous trouverez arrêté à chaque pas. Vous n'aurez pas de base, et vous aurez toujours devant les yeux cet irréfutable dilemme : la peste est ou n'est pas contagieuse.

Si vous déclarez la peste contagieuse, si vous agissez dans le sens des contagionistes purs, qui sont en minorité parmi les hommes compétents, on vous dira, avant tout, prouvez la contagion de la peste ; car vous nuisez aux intérêts du commerce et du pays. Si vous agissez dans le sens de l'opinion contraire, en abolissant les quarantaines, vous allez toucher à bien des amours-propres, à des intérêts particuliers, épouvanter les populations; et on vous criera : Prouvez la non contagion : vous trouverez un obstacle immense dans les hommes qui sont employés de la santé publique, et chez quelques administrateurs auxquels vous enlevez les positions et les appointements : de tous côtés est un dédale de difficultés. La question scientifique est une impasse.

Enfin, supposez que vous ayez tant bien que mal résolu la question administrativement et scientifiquement, il vous restera le côté politique que la France devra faire accepter à l'Angleterre, à l'Espagne, à l'Italie et à l'Autriche. Prenez garde alors que votre système ne froisse quelque intérêt. Si la base n'est pas inattaquable, il croulera. Vous ne pouvez donc faire une loi sanitaire qui ait pour base le principe scientifique de la contagion et la période d'incubation.

Faut-il rester stationnaire ? Non, la France ne le peut pas ; il nous faut avancer et avancer malgré nous. L'Angleterre et l'Autriche nous pressent. Non contagionistes, elles nous enlèvent les avantages de notre position, en modifiant leurs quarantaines; elles ont jeté la France dans une fausse position, or il faut en sortir : que la peste soit contagieuse ou non, quelle que soit la période d'incubation de cette maladie, qu'importe? ce qu'il s'agit, c'est de constater, c'est de savoir si les faits prouvent que les quarantaines sont utiles ou non, si on doit les modifier ou les conserver ; enfin si l'Angleterre et l'Autriche ont tort ou raison.

La question des quarantaines est donc devenue très-grave ; elle a marché dans l'ombre sans que l'on s'en doutât, et a fini par acquérir l'intérêt le plus grand par rapport aux relations politiques et commerciales de la France avec l'Orient : elle s'avance à côté des événements qui se passent et grandira comme eux en proportion. On n'éludera pas plus cette question des quarantaines que la question d'Orient ; assoupie aujourd'hui, elle recommencera demain : tôt ou tard il faudra la résoudre. Il n'y a pas à reculer ; sinon, il faut nous résigner à perdre les avantages de notre position physique sur la Méditerranée, et à voir l'Angleterre se substituer à la France dans l'Orient.

DEUXIÈME PARTIE.

De la circulaire ministérielle en date du 22 *juin* 1843, *par rapport aux mesures de l'Autriche et de l'Angleterre. — Sa nullité.*

Les faits qui précèdent étant certains, qu'a-t-on fait pour y obvier ? Rien, ou presque rien. Les administrations sanitaires, prévoyant l'avenir par l'ébranlement des esprits et par les sourds murmures qui se faisaient entendre autour d'elles, ont sollicité du ministre du commerce une circulaire qui se résume ainsi :

« Les provenances de l'empire ottoman seront soumises, « avec patente brute et avec patente suspecte, aux mêmes « quarantaines que par le passé ; seulement la patente sus« pecte sera admise, et délivrée, le quarantième jour après « le dernier cas de peste, au lieu du départ.

« La patente nette sera admise, aux termes de l'ordon« nance du 7 août 1822. La quarantaine sera, le moins, de « 12 jours d'observation pour les bâtiments de commerce « et les marchandises débarquées ; de 9 jours pour les bâti-

« ments de guerre et les passagers. Cette patente sera déli-
« vrée le trois cent soixante-cinquième jour après le der-
« nier cas de peste. L'Égypte et la Syrie seront exceptées
« de ces mesures; elles resteront soumises aux quaran-
« taines jusqu'alors en vigueur.

« La Grèce et le Maroc jouiront du bénéfice de la pa-
« tente nette comme ci-dessus; la quarantaine d'observa-
« tion pour ces deux pays sera de 7 jours. »

Cette circulaire est de la plus entière nullité; elle est impraticable; en quelques mots je vais en indiquer les défauts.

La patente brute régit toujours, comme par le passé, les provenances du Levant ; les choses restent dans l'état où je les ai signalées, c'est-à-dire à l'avantage de l'Autriche et de l'Angleterre et au détriment de la France. Nous n'avons donc pas à nous occuper de cette patente.

L'admission de la patente suspecte après quarante jours, et de la patente nette après 365 jours, diminuerait seule quelque peu les avantages des deux puissances nos rivales, surtout si la mesure était applicable aux provenances de l'Egyte et la Syrie, mais justement la circulaire en fait exception. La ligne de nos paquebots à vapeur de ces contrées est la seule directe, tandis que la ligne de Constantinople, à laquelle est applicable la prétendue amélioration de la circulaire, est indirecte et subit sa quarantaine à Malte; or, Malte appartient aux Anglais, qui ont intérêt à faire exécuter à nos paquebots les plus longues quarantaines, car, sans ces quarantaines, leurs lignes de bateaux à vapeur de Londres à Alexandrie ne pourraient exister, ainsi que je l'ai dit. Donc, il est difficile de croire que les Anglais adopteront la décision de notre ministre du commerce.

Mais, il y a plus : dans la circulaire il y a ordre ne pas appliquer le bénéfice de la modification, bien que le temps de la quarantaine soit fixé, comme on l'a vu. Il y est dit en outre : « La quarantaine qu'entraîne le régime de la patente « nette est déterminée par l'art. 33 de l'ordonnance du « 7 août 1822 ; mais les provenances du Levant exigeront « pendant longtemps encore une surveillance particulière, « et les administrations ne peuvent user à leur égard de toute « la latitude que comporte l'article que je viens de citer. »

L'ordonnance du 7 août 1822 donne une latitude de 5 à 15 jours. Par la circulaire, M. le ministre a fixé le minimum à 9 jours pour les passagers ; or, celui qui connaît les tendances des employés de la santé sera certain qu'ils appliqueront plutôt 15 jours que 9 : c'est là, du reste, l'esprit de la circulaire.

Ainsi il n'y a rien de changé. Cette décision est donc illusoire.

Véritablement, il est fort difficile de comprendre comment et pourquoi M. le ministre du commerce a lancé une telle circulaire, qu'il annulle par sa sévère recommandation et par l'exception qu'il fait pour la Syrie et l'Egypte. Avec ce système, c'est non-seulement favoriser la ligne anglaise, que l'on préférera par rapport à la certitude et au mode de temps de ses quarantaines, de plus, c'est engager les voyageurs à tromper légalement les intendances sanitaires. Qui empêchera, étant en Egypte ou en Syrie, où la patente sera toujours brute, de prendre les paquebots pour Rhodes ou Smyrne, qui toujours, vu les circonstances et la circulaire, auront patente nette, et de là retourner en France par la ligne de Constantinople ? En suivant cette route, si Malte le veut bien, on ne fera que 9 jours de quarantaine, tandis que, par la ligne droite, venant d'Egypte, on en aurait fait 20 à Marseille. La circulaire entend très-bien les intérêts anglais.

Enfin, comment pourra-t-on savoir s'il n'y a pas eu de cas de peste depuis 40 ou 365 jours? Je défie qui que ce soit de l'affirmer; toutes les personnes qui ont habité l'Orient savent fort bien, et on l'a vu plus haut, que la visite des cadavres est matériellement impossible, et qu'excepté à Alexandrie, la police n'existe que de nom. Quoi qu'on en dise, la peste est endémique dans tous les états turcs; chaque fois qu'on l'a voulu, on a pu constater çà et là des cas de peste; jamais il n'y a eu 365 jours sans accident; quant à l'espace de 40 jours, cela est possible.

La décision ministérielle est rationnellement inexécutable; de plus, elle invite au mensonge, conséquemment elle est dangereuse, car, pour s'y conformer, les intendances sanitaires doivent connaître ce qui se passe dans l'intérieur des villes et des pays; or, ignorent-ils que les Turcs, les négociants et les gouvernements orientaux s'arrangeront selon leurs intérêts pour faire délivrer la patente la plus favorable?

Au point de vue scientifique, qu'est-ce que cette circulaire? quelle est sa base? sur quels documents scientifiques s'est-on appuyé? Sur la demande de l'intendance sanitaire de Marseille.

Certes, il faudrait s'en féliciter; c'est la première fois qu'une intendance sanitaire ferait un progrès!

Cependant on aurait dû attendre la décision des Académies; seules, elles sont capables de prononcer, et non les intendances sanitaires, qui, n'étant pas composées de médecins, peuvent bien constater les faits, mais non les apprécier scientifiquement; la vérité est que l'on craint les corps savants : c'est afin de gagner du temps et pour les entraver que l'on ose prendre des mesures inutiles, presque injurieuses. Ce qui prouve du reste la nullité de la circulaire, c'est le lieu d'où la demande a été faite. Cela seul en constate le prix. On doit la regarder comme non avenue. Tel est le remède que l'administration a prétendu opposer au mal; c'est un impuissant palliatif.

EXAMEN DES DIFFÉRENTS MOYENS A OPPOSER AUX PROGRÈS DE L'ANGLETERRE ET DE L'AUTRICHE.

Evidemment, si les choses restent dans l'état où elles sont, la France perd les avantages de sa position géographique, et comme un tel état ne peut durer, on doit aviser aux moyens de le changer.

Pour y arriver, il faut poser en principe cette règle fixe : *on ne doit pas arriver à Londres venant de Constantinople ou d'Alexandrie, passant par Malte et Gibraltar, ou par Vienne, Strasbourg et la Belgique, plus tôt qu'en passant par Marseille et Paris.* Le gouvernement et l'administration doivent être inébranlables sur ce point.

En terminant la première partie de ce mémoire, j'ai dit qu'il fallait, pour porter un remède prompt, efficace, et faire sortir la France de la fausse position où elle se trouve;

1° Ou abolir nos quarantaines;

2° Ou faire exécuter aux provenances de l'Angleterre et de l'Autriche, sur nos frontières, un temps de quarantaine égal à celui de la France, et faire mettre ces deux puissances en quarantaine avec l'Europe;

3° Ou forcer ces deux puissances à s'imposer des quarantaines égales aux nôtres, c'est-à-dire de vingt jours, en dehors du voyage et en tous temps.

Or de ces trois propositions il n'y en aurait qu'une d'exécutable. La première doit être rejettée ; elle ferait jeter de beaux cris à la Provence et à l'Italie. Quant à la seconde, elle est impossible. Reste donc la troisième, celle de forcer l'Angleterre et l'Autriche à s'imposer, si elles le veulent, des quarantaines égales aux nôtres. Nous allons examiner cette question, qui du reste n'est qu'une hypothèse ; car ces puissances n'ont pas avancé pour reculer.

Dans ce cas, c'est-à-dire avec vingt jours de quarantaine sur toutes les lignes, le résultat serait :

Pour les provenances de Constantinople (1) :

De Constantinople à Paris, ligne française,	976 f.	et 43 j. de route.
De Constantinople à Paris, ligne anglaise,	1446	42 id.
Avantage de la France,	470 f.	1 j. *avantage de l'Angl.*
De Constantinople à Londres, ligne française,	1121 f.	et 48 j. de route
De Constantinople à Londres, ligne anglaise,	1420	39 id.
Avantage de la France,	299 f.	9 j. *avantage de l'Angl.*

(1) Voir dans la première partie le détail des prix des voyages, des différents frais et des jours de route.

De Constantinople à Paris, ligne française,	976 fr.	et 43 j. de route.	
De Constantinople à Paris, ligne allemande,	875	53	id.
Avantage de l'Autriche,	101 fr.	10 j. *Avantage de la France.*	
De Constantinople à Londres, ligne française,	1121 fr.	et 48 j. de route.	
De Constantinople à Londres par la Belgique, lig. allemande,	998	55	id.
Avantage de l'Autriche,	123 fr.	7 j. *Avantage de la France.*	

Pour les provenances d'Alexandrie :

D'Alexandrie à Paris, ligne française,	940 fr.	et 35 j. de route.
D'Alexandrie à Paris, ligne anglaise,	1439	41 j.
Avantage de la France,	499 fr.	6 j. *à l'avantage de l'Anglet.*
D'Alexandrie à Londres, ligne française,	1085	40 j.
D'Alexandrie à Londres, ligne anglaise,	1412	39 j.
Avantage de la France,	327 fr.	1 j. *à l'avantage de l'Anglet.*

Ainsi, avec la ligne directe de nos paquebots à vapeur d'Alexandrie, on voit que les avantages sont pour la France sur l'Agleterre, si celle-ci admettait vingt jours de quarantaine comme nous.

Pour la route de Constantinople, les avantages de temps et d'argent sont tantôt pour, tantôt contre la France, parce que la ligne des paquebots n'est pas directe. Mais il est facile d'y arriver; alors les avantages seront pour la France, en temps ou en argent. C'est ce que j'expliquerai plus loin.

Ce résultat seul montre évidemment que ni l'Autriche, ni l'Angleterre ne reculeront; elles répondront : Faites comme nous.

Ici se présentent deux questions. Agirons-nous comme l'Angleterre, c'est-à-dire comprendrons-nous dans le temps du voyage le temps de la quarantaine, la réduisant comme cette puissance à quatorze jours? Ou bien, ferons-nous comme l'Autriche, admettrons-nous seulement la patente brute avec dix jours, et plus de quarantaine en temps d'épidémie?

Agir comme l'Angleterre, ce serait une mesure qui tournerait en partie contre la France, en voici la preuve.

Route d'Alexandrie :

D'Alexandrie à Paris, ligne française,	794 fr.	et 20 j. de route.
D'Alexandrie à Paris, ligne anglaise,	1224	19 id.
Avantage de la France,	430 fr.	et 1 j. *Avantage de l'Anglet.*

D'Alexandrie à Londres, ligne francaise,	939 fr.	et 25 j.	de route.
D'Alexandrie à Londres, ligne anglaise,	1212	17	id.
Avantage de la France,	273 j.	et 8 j.	*Avantage de l'Anglet.*

Route de Constantinople.

De Constantinople à Paris, ligne francaise,	761 fr.	et 21 j.	de route.
De Constantinople à Paris, ligne anglaise,	1232	20	id.
Avantage de la France,	471 fr.	et 1 j.	*Avantage de l'Anglet.*
De Constantinople à Londres, ligne francaise,	906 fr.	et 26 j.	de route.
De Constantinople à Londres, ligne anglaise,	1195	18	id.
Avantage de la France,	289 fr.	et 8 j.	*Avantage de l'Anglet.*
De Constantinople à Paris, ligne francaise,	761 fr.	et 21 j.	de route.
De Constantinople à Paris, ligne allemande,	660	33	id.
Avantage de l'Autriche,	101 fr.	et 12 j.	*Avantage de la France.*
De Constantinople à Londres, ligne française,	906 fr.	et 26 j.	de route.
De Constantinople à Londres, par la Belgique, lig. allemande,	773	35	id.
Avantage de l'Allemagne,	183 fr.	et 9 j.	*Avantage de la France.*

Ainsi, en admettant la mesure prise par l'Angleterre de compter le temps de la route comme temps de quarantaine, les avantages et désavantages des temps et d'argent sont à peu près comme si chaque puissance faisait vingt jours de quarantaine, outre le voyage. L'Angleterre seule gagnerait à cette mesure ; il y aurait pour se rendre à Londres un avantage de huit jours pour la ligne anglaise. Il est vrai qu'il est compensé par 273 francs que l'on dépenserait en plus par cette ligne.

Malgré les avantages balancés que présentent ces deux modes d'agir, on doit les rejetter parce qu'ils ouvrent la porte à la fourberie ; ici, comme question sanitaire, on ne doit rien laisser dans le vague ; comme question nationale, la France ne doit pas s'inquiéter du prix des transports qui peuvent être et qui seront diminués. Elle doit surtout porter son attention sur la question de temps ; elle doit marcher avec la règle fixe que nous avons posée.

Maintenant, accepterons-nous le mode d'agir de l'Autriche ? Oui. Il y a deux ans que je l'ai proposé à l'Académie des sciences, à l'Académie de médecine, au Ministre du commerce, et l'Autriche l'a mis à exécution l'année dernière. Mais il y a dans la conduite de l'Autriche, et dans la route qu'elle a suivie pour arriver à cette décision, quelque chose de trop vague et qui laisse trop à l'arbitraire : la France et son gouvernement ne doivent pas ainsi procéder.

DE LA SOLUTION DE LA QUESTION DES QUARANTAINES AU POINT DE VUE SCIENTIFIQUE.

L'état actuel de la science offre-t-il un moyen de solution ? — Non.

La contagion, la non contagion, la période d'incubation

de la peste, au point de vue scientifique et comme base du temps de la quarantaine, cercle vicieux où jusqu'à présent on s'est enfermé, et où l'on voudrait encore restreindre les corps savants et les médecins qui s'occupent des quarantaines, ne présentent rien de certain, rien que l'on puisse admettre comme base assurée d'une organisation sanitaire nouvelle.

Je suis convaincu de l'impossibilité de déterminer mathématiquement si la peste est contagieuse ou non, et quelle est la période d'incubation de cette maladie. La pratique sur les lieux au milieu des pestiférés, la vue des faits et de leur analyse n'amènent qu'à des raisonnements qui produisent des convictions, mais qui ne donnent aucun résultat mathématique, comme il doit être établi lorsque l'on veut baser une loi si grave pour la santé publique.

Les moyens qui ont été employés jusqu'à ce jour pour arriver à une certitude scientifique sur la question de contagion et d'incubation sont : 1° l'observation des médecins et la lecture de leurs écrits; 2° l'observation des intendances sanitaires et des agents consulaires d'Orient.

Quelle solution assurée peut-on retirer du travail des médecins sur la contagion? absolument aucune, et par une raison bien simple, c'est que tous, ou à peu près, ont noté et discuté sans définir le mot contagion, sans se rendre compte de ce qu'ils entendaient par là, et surtout sans comparer leur définition avec les mesures dites sanitaires.

La notice historique et bibliographique suivante des opinions et des auteurs qui ont vu la peste, peut, je crois, fournir quelques documents.

Par rapport aux lois sanitaires, il n'y a, à vrai dire, que trois opinions sur la peste : 1° la non contagion ; 2° la contagion pure ; 3° la contagion mixte et raisonnée.

La première opinion était professée généralement par les médecins de l'antiquité, par les médecins arabes et ceux d'Europe jusqu'au XVIe siècle.

Hippocrate, Galien, Averrhoës, Avicennes, Zicinius, Quescetan, Paracelse, etc., niaient la contagion.

Fracastor est l'auteur du premier écrit qui formule la doctrine des contagionistes purs. En 1556, elle fut inventée pour soutenir la politique du pape Paul III et faire transférer le concile de Trente à Boulogne. On peut s'en assurer en lisant l'histoire de ce concile, par Fra Paolo Scarpi.

De 1556 à 1720, la doctrine de la contagion pure, soutenue par la peur, le fanatisme, les papes et la sainte inquisition, fut généralement admise. Parmi les médecins remarquables de cette époque, et qui ont écrit sur cette maladie qu'ils observaient, on peut citer comme non contagionistes : Valeriola, Facio, Erastratus, Mercurialis, Bertholo, Sydenham. Comme contagionistes : Naldi, Montanaus, Vanhelmont, Massaria, Ambroise Paré, Prosper Alpin, Diemerbroek, Hogds.

1720 est la date de la réaction. On doute de l'infaillibilité du pape ; la sience a fait de grands progrès, il y a liberté d'examen. Quatre médecins des facultés de France, Verniers, Souliers, Chicoyneau et Didier, soutenus par Jacques Robert, Claude Rimbault, Mailhe, Boyer, médecins de Marseille, nient hautement la contagion, la main sur les pestiférés. Senac, Astruc et Chirac professent la même opinion.

Le courageux médecin Bertrand soutient seul l'opinion contraire.

En 1771, lors de la peste de Moscou, Mertins nie, Samailovitz affirme la contagion.

Dans l'expédition d'Égypte, Desgenétes, Larey, Pugnet, Savaresy, Sotira, admettent la contagion raisonnée; Assalini, Pouqueville, Renaud, Dussap, Withe, médecin anglais, nient la contagion.

En 1815, Mac Léon et Vitagello Morea; en 1825, Cholet et Gosse, sont, les deux premiers pour, les deux seconds contre la contagion.

En 1831, MM. Lagasquie, Pariset, Guillon, Dumont, admettent une contagion raisonnée.

M. Brayer repousse toute idée de contagion.

De 1834 à 1838, dans l'empire ottoman, des études ont été faites sur différents points; il y a eu un travail général. Voici l'opinion des médecins qui se sont occupés de la peste:

MM. Clot, Duvigneau, Sesson, Peron, Prunuer, Fischer, Delsignor, Loria, Pacthod, Grecson, Chamas, Laidelow, Lefèvre, Émangard, Kock, Abot, Racord, Lago, Melingen, sont non contagionistes.

MM. Grassi, Estienne, Lardoni, Roubio, Boyer, Bela, sont contagionistes purs.

M. Gaetoani admet l'air comme véhicule; M. Lachése croit à une contagion modérée.

MM. Édouars, Masgand, et Flocain sont incertains : ils étaient contagionistes.

Ce simple exposé démontre que la contagion est une opinion moderne, inconnue dans l'antiquité, et datant seulement de 1546; qu'elle doit sa naissance à la politique des papes et aux intérêts religieux, qu'elle fut combattue à sa naissance, mais généralement admise jusqu'en 1720. A cette date commence la réaction : sur 74 observateurs, de 1720 à 1842, 50 nient la contagion, 10 l'admettent, 14 en doutent, ou lui posent des limites.

Le temps, l'expérience et la majorité repoussent donc l'opinion de la contagion.

Sans doute cette triple base donne une bien grande solidité aux conséquences que l'on pourrait tirer des chiffres, mais, en résumé, il y a une minorité, une exception, il n'y a pas unanimité; en un mot, la solution pour ou contre la contagion n'est pas mathématiquement vraie.

Parmi les efforts tentés pour arriver à une solution en dehors des opinions et des raisonnements, la science a enregistré des expériences faites sur l'homme pour chercher à prouver la contagion ou la non contagion de la peste. Malheureusement ces expériences ont été pratiquées dans des foyers d'épidémie ou d'infection.

Withe, médecin anglais, et Desgenettes, lors de l'expédition d'Égypte, s'inoculèrent du pus de bubon; le premier mourut.

Walli, médecin à Constantinople, inocula à vingt-quatre individus du pus de bubon mélangé avec du virus variolique; nul ne contracta la peste.

Rossenfeld se frictionna de pus de bubon, habitant l'hôpital des pestiférés de Constantinople; vingt-deux jours après son expérience il fut attaqué et mourut.

A Tanger, le docteur Sola a fait des expériences d'inoculation sur 14 condamnés à mort. 7 des inoculés, dit l'auteur, eurent, 14 heures après l'inoculation, quelques légers symptômes locaux, c'est-à-dire chez trois d'entre eux un petit bubon à l'aine, chez un autre, un charbon à la fesse, chez les trois autres, des symptômes généraux fébriles, et autour de l'incision une vague irritation; aucun ne fut même grièvement indisposé. La peste régnait alors à Tanger.

Enfin des expériences ont été faites au Caire en 1835, pendant l'épidémie, par M. le docteur Clot-Bey, sur lui-même et sur 5 condamnés à mort, un seulement a succombé.

Ainsi 47 individus ont été soumis à des expériences d'inoculation de pus ou de sang de pestiférés. Sur ce nombre, 3 sont morts, 4 ont ressenti de légers symptômes de cette maladie. Rigoureusement on pourrait nier que ces morts et ces maladies fussent dues à l'inoculation du virus d'un bubon pestilentiel, mais à la simple introduction d'un principe putride dans l'économie.

Pour la question des quarantaines, nous devons regarder le résultat de ces expériences comme nul. Sans doute la règle générale est la non contagion, mais il y a trois cas de mort; on pourrait, il est vrai, leur opposer l'endémicité et l'épidémicité de la peste dans les lieux où ces expériences ont été faites; ces trois cas de mort empêchent toute conclusion rigoureuse en faveur de l'une ou de l'autre opinion.

Une remarque assez curieuse m'a frappé en faisant ces recherches : c'est que les médecins qui avaient vu et étudié consciencieusement la peste sur les lieux pendant plusieurs années, n'ayant d'autre intérêt (1) que la question

(1) Il ne faut pas perdre de vue que l'opinion de la non-contagion ne rapporte que discussions et inimitiés, tandis que l'opinion contraire conduit souvent à la fortune ; il est fâcheux que l'on puisse faire cette comparaison. Je sais qu'il y a des hommes fort honorables et

elle-même, et non leur position présente ou des avantages futurs, ceux-là avaient presque tous fini par devenir non contagionistes, car on commence toujours par être contagioniste. Aussi je crois qu'il est utile, pour porter un jugement certain sur les écrits qui traitent de la peste, de savoir et de rechercher si l'opinion de l'auteur n'aurait pas d'autre mobile que la science et la vérité.

Il est plus nécessaire qu'on ne le pense généralement de connaître ces détails, lorsqu'il s'agit de résoudre une question aussi importante que l'est celle des quarantaines, d'apprécier froidement et sans passion les documents présentés pour ou contre, et de se former d'après eux une opinion.

Quant aux intendances sanitaires et aux autorités européennes en Orient, on a tort de les invoquer; elles ne peuvent rien fournir pour la question scientifique; c'est une série d'histoires extraordinaires sur la transmission de la peste. Pourrait-il en être autrement, puisque les premières ne voient que ce qui se passe dans les lazarets, encore, par des rapports? Les secondes, bien qu'elles soient sur les lieux où règne la peste, ne voient rien : renfermées

---

convaincus, qui sont contagionistes sans arrière pensée; mais il est fâcheux, je le répète, qu'on puisse dire : A vous, partisans de la contagion, les honneurs et la fortune; à vous, non contagionistes, haine et misère. Témoin le noble et courageux Chervin, qui, après une vie de dévouement, d'études et de combats, renverse le triste échafaudage des quarantaines de la fièvre jaune, épargne à l'état et au commerce des millions, et périt dans le dénuement le plus complet (1843). Il vivait depuis son triomphe dans un grenier, ayant dépensé sa fortune pour la science et pour sa patrie, tandis que parmi ses adversaires vaincus il y en a qui reçoivent encore des pensions comme récompenses de leurs erreurs et de leurs inutiles travaux.

dans leurs maisons, elles enregistrent ce que les uns et les autres leur content, sans se donner jamais la peine de vérifier; de plus, les hommes qui remplissent ces fonctions ne sont pas médecins.

En résumé, il est mathématiquement impossible de se prononcer sur la contagion comme sur la non-contagion; on peut se former une conviction, mais voilà tout.

Pour la période d'incubation, les données et les documents fournis sont à peu près les mêmes que pour la question que nous venons de traiter : cependant, contagionistes ou non, tous l'admettent; ils ne diffèrent que sur les chiffres, et encore beaucoup moins qu'on ne le croit généralement.

Voici un tableau qui pourra donner une idée exacte de l'état de la science sur ce point.

Félix Plater. Daniel Sennert. Hoffmann. Pestalossi. F. Franc. Sernet. Schraud.	Durée moyenne de l'incubation, 7 jours; quelquefois instantanée, quelquefois se prolongeant indéfiniment.

Manget, 7 jours en moyenne, quelquefois un mois.

Diemerbrooek, de 15 à 20 jours et même plusieurs mois.

Enquête faite par Howart, près des médecins de lazarets ou d'hôpitaux de pestiférés.

Desmoulins, à Marseille, 2 ou 3 jours.

Giovanelli, à Livourne, rien de certain; durée selon la constitution des individus.

They, à Malte, même réponse.

Verdonl, à Trieste, 13 jours au plus ordinairement. Incubation rapide.

Le médecin juif, à Smyrne, même réponse.

Fra-Luigi, prieur de l'hôpital de Smyrne, 24 heures.

Puguet, selon la disposition de l'individu.

Brayer : chacun dès le début de l'épidémie est sous son influence. Manifestation de la maladie selon la disposition de l'individu.

Grassi, période d'incubation de 8 jours au plus. C'est le temps de la séquestration qu'il faisait subir à Alexandrie à ceux qui avaient été en contact avec les pestiférés.

Bela, même opinion.

Gosse, de 3 à 12 jours.

Clot-Bey, de 2 à 3 jours ; au plus 8 jours.

Seisson, 5 à 6 jours.

Duvigneau, 3 jours.

Fischer, 3 à 4 jours ; cas rares, 10 jours.

L'enquête du secrétaire du conseil de santé, faite par ordre du ministre du commerce, porte la période d'incubation au plus à 8 jours.

On voit quelle est la variation de la période d'incubation, de 1 jour à plusieurs mois. Si l'on examine attentivement cette liste, on reconnaîtra que tous ces observateurs donnent un temps fort court, ou bien, plus ordinairement, 7 à 8 jours en moyenne, à l'incubation, et que les cas qui passent ce chiffre, de 8 jours, sont des cas extraordinaires. Raisonnablement on pourrait nier ces exceptions qui toutes se sont passées au milieu d'épidémies, ou dans des pays où la peste est endémique, et n'admettre que la règle générale de 8 jours ; mais on cite des exceptions occasionnées par la susceptibilité du tempérament, le moment de l'épidémie, le foyer d'infection, la saison, le climat, etc.; nous sommes donc loin d'une certitude. Combien la science est pauvre de faits d'incubation bien constatés, et auxquels on ne puisse faire aucune objection! Le seul cas bien précis que je connaisse est celui d'un batelier Maltais, à Malte, en 1841, et dont je parlerai dans la réponse aux objections qui m'ont été faites par M. le ministre du commerce. Il n'y a pas eu à opposer l'épidémicité, l'endémicité, ou un séjour prolongé dans le foyer d'infection, la période d'incubation a été de 6 jours.

On peut voir à ce simple exposé que les résultats fournis par les médecins, sur la contagion ou la non contagion, se combattent et s'annullent par des exceptions en faveur de cette dernière opinion; ceux donnés sur la période d'incubation pourraient facilement faire admettre le chiffre de 7 à 8 jours; mais il y a aussi des exceptions extraordinaires, anti-scientifiques; dans une question aussi importante, lorsqu'il s'agit d'une maladie qui ravage des populations, jette le désordre et la perturbation dans les états, on ne peut passer sur les exceptions.

Il est donc impossible d'aborder et de résoudre la question des quarantaines, en prenant pour base la période d'incubation, la contagion ou la non-contagion, au point de vue scientifique.

TROISIÈME PARTIE.

BASE D'UNE RÉFORME DES QUARANTAINES ET DES LOIS SANITAIRES.

Quelle doit donc être la base d'une réforme dans le système sanitaire? Nous avons déjà dit que le gouvernement français, se fiant à une expérience d'un siècle, n'a pas craint d'abolir entièrement les quarantaines pour les provenances d'Alger. Par cette sage mesure, il a mis de côté toutes les discussions scientifiques, toutes les théories; n'admettant que la théorie du fait irréfutable, c'est une large porte ouverte à la vérité et aux réformes. C'est donc sur des chiffres et sur des faits que doit être basé tout nouveau système de lois sanitaires.

Si l'on veut opérer une réforme sanitaire, utile et durable, on doit laisser de côté tous les débats sur la contagion, la non contagion ou l'infection, et de tous les points scientifiques n'en prendre en considération que deux, encore au point de vue du fait, savoir les foyers de peste (1) et la durée de la période d'incubation de cette maladie. Bien que l'on ne soit pas d'accord sur l'action des foyers, ni sur la durée de l'incubation, personne ne s'est avisé de les nier. Il faut donc les accepter, examiner ce qu'ils ont de certain et démontrer quel rôle ils jouent dans les faits dont ils font toujours partie.

Nous pensons que les quarantaines et les lois sanitaires peuvent être modifiées de manière à satisfaire toutes les opinions. Nous croyons qu'en se basant sur les faits, on peut créer un système sanitaire nouveau facile à exécuter. Le problème à résoudre est celui-ci : trouver moyen d'annihiler les quarantaines, sans danger, sans fermer les lazarets et sans renvoyer les employés, sans effrayer les populations,

---

(1) J'ai employé à dessein cette expérience afin de ne pas décider si ces foyers sont des foyers de contagion ou d'infection; ce qu'il y a de certain, c'est que ce sont des foyers de peste.

sans froisser les amours-propres et sans toucher aux intérêts généraux et particuliers. Ce problême assez difficile, nous espérons le résoudre aussi complétement que possible. Notre système repose sur l'observation des faits depuis 1717. Tous ont été notés par les contagionistes ; ils existent dans les archives des différents lazarets d'Europe et dans les ministères. On ne peut les révoquer ni même les mettre en doute.

Enquête. — Faits.

Voici le résultat de mon travail et de mes recherches.

L'objet de mes investigations à Malte et à Marseille, lors de mon retour d'Orient, après y avoir étudié la peste et apprécié les risibles efforts faits par des intéressés, pour y acclimater des lazarets, fut d'examiner les établissements sanitaires de ces deux villes, et de constater ce qui s'y était passé depuis de longues années A Malte, où j'ai été séquestré 20 jours en 1838, j'ai pu recueillir de précieux renseignements ; M. Cazolini, un des directeurs du lazaret, me les a donnés avec la bonne foi et la complaisance la plus grandes.

J'avais posé à M. Cazolini diverses questions, lui demandant des réponses précises. Voici cette espèce d'enquête.

1° Y a-t-il eu des cas de peste dans le lazaret sur les personnes commises à la purification des lettres et des marchandises? — Jamais.

2° Quelles précautions prend-on pour ouvrir les lettres et les marchandises? — Lorsque la peste ne règne pas épidémiquement dans le pays d'où proviennent les bâtiments, on manie avec la main et sans intermédiaire les lettres et les marchandises? Si la peste règne épidémiquement, on saisit les lettres avec des pinces, on les parfume, puis on les prend avec la main, on les coupe et on les parfume de nouveau. Pour les marchandises, on les laisse dans les magasins, après avoir ouvert les balles avec des instruments en fer ; un mois après, on les touche directement. Dans ces deux cas, jamais il n'y a eu d'accidents de peste au lazaret.

3° Avez-vous eu des attaques sur des passagers en quarantaine ? — Oui ; mais ces attaques venaient de bâtiments infectés qui avaient eu des attaques pendant la traversée.

4° Les registres du lazaret relatent-ils quelque attaque, soit sur les passagers, soit sur un bâtiment en quarantaine, lorsque la santé a été bonne pendant la traversée ? — Non, jamais.

5° Croyez-vous que l'on pourrait admettre en libre pratique un bâtiment venant des Échelles, lorsqu'il n'a pas eu d'attaques pendant la route ? — Je le crois ; seulement, par précaution, il serait bon de lui faire subir quelques jours d'observation, lorsque la peste régnerait épidémiquement dans le pays d'où il vient.

A l'appui de ces réponses, M. Cazolini me donna connaissance des faits de peste qui ont eu lieu à Malte depuis qu'il est au lazaret ; il s'appuyait donc sur son expérience. De telles réponses, après ce que je venais de voir et de constater sur la marche de la peste en Orient, devaient nécessairement m'étonner.

Les faits et les paroles que je recueillais étaient articulés par un fonctionnaire de l'intendance de santé de Malte. Le lazaret de cette ville est le plus rapproché du Levant et celui dont les communications avec le pays où la peste règne épidémiquement, sont les plus rapides.

Malgré l'importance de ces documents, il nous aurait été difficile d'en tirer une conclusion générale, si Marseille, puis Venise, Gênes et Livourne n'étaient venues à notre secours. Il se trouvait que le secrétaire de l'intendance de Marseille était le père d'un de mes amis. Depuis longtemps il occupait cette place et pouvait me donner les renseignements les plus exacts.

M. Magastre est un homme à la probité et à l'honneur duquel on peut se fier entièrement.

Voici le résumé de ses conversations.

Jamais il n'y a eu d'attaques de peste sur les servants et les portefaix commis à la purge des marchandises.

Jamais il n'y a eu d'attaques sur les passagers, les équipages et les bâtiments, à moins qu'il n'y ait eu des attaques pendant la traversée.

Tout bâtiment, arrivé au port sans attaque, n'a jamais eu d'attaque en quarantaine.

Ces réponses sont appuyées sur des faits qui embrassent une période de 124 ans. Elles sont parfaitement d'accord avec celles du directeur du lazaret de Malte. Si j'avais pu me rendre à Venise, Gênes et Livourne, je suis convaincu que j'aurais obtenu les mêmes réponses. Heureusement ce travail a été fait, il est venu compléter mes recherches.

Le relevé des faits pour les lazarets d'Italie et la conclusion existent dans un second rapport fait au ministre du commerce, par le Secrétaire du conseil général de santé, envoyé en mission pour étudier la question des quarantaines. Je ferai remarquer, que les faits consignés dans ce rapport, doivent être d'un poids d'autant plus grand, que ce Secrétaire est contagioniste, et que les faits qu'il cite peuvent et doivent ébranler, voire même renverser le système actuel des quarantaines.

Voici ce qu'on lit, après un détail de 65 faits d'importation de peste (pag. 26, 2e Rap. en 1840) : « On trouve que la maladie « a éclaté à bord de 50 navires dans la traversée. Si je joins à « ces documents les pestes portées dans les lazarets de Mar- « seille, de Gênes, de Livourne et de Venise, qui ont été « mentionnées dans mon travail de 1834 (1er rap.), je remar- « que une proportion tout autre ; car, sur un total de 96 « importations, il s'en trouve, 81 qui ont éclaté pendant le « voyage. » Puis il cite les 15 cas qui n'ont pas eu lieu pendant la traversée, mais seulement après l'arrivée. Aucun ne s'est déclaré dans les quarantaines d'Europe (2e rap.); 6 cas ont eu lieu à Alger, à Tunis, à Bône, à Tanger, enfin 9 dans le lazaret de Syra. Total 15 cas, dans des pays sujets aux épidémies de peste, ou très-rapprochés des endroits où la maladie est endémique. Puis, le secrétaire ajoute : « Ainsi, « sur 96 cas de peste, les 8/9 environ ont éclaté pendant « le voyage, quand le voyage a été de quelque durée. » Enfin il conclut (page 141, 2e rap.) : « La peste éclate « presque toujours dans la traversée. Il n'y a pas de preu- « ves positives que des marchandises aient communiqué « la peste dans les lazarets. » Le mot *presque* a rapport aux 15 faits de Syra et autres. Quant à la forme dubitative de la seconde conclusion, dans la bouche d'un contagioniste, elle équivaut à une affirmative. Donc, d'après M. le secrétaire du conseil de santé, ce qui nous a été rapporté sur Malte et sur Marseille par rapport aux marchandises, nous est confirmé pour Venise, Livournes et Gênes.

TABLEAU

ffrant l'état général des attaques de peste qui ont eu lieu dans les lazarets de Marseille, Malte, Venise, Livourne, Gènes, et à bord des navires européens faisant le commerce entre l'Europe et le Levant, de 1717 *à* 1841. *Les faits détaillés se trouvent dans les archives des lazerets cités ci-dessus, et dans les Archives des ministères des affaires étrangères, du commerce et de la marine.*

DATES.	NOM et qualité du Navire.	NOM du capitaine ou Nationalité.	LIEU de provenance.	LIEU d'arrivage.	CAS en route.	CAS après l'arrivée.
717 30 janv.	St-Louis.	Chabert.	Smyrne.	Marseille.	1 cas.	
718 18 juin.	D'Hyacinthe.	Reynaud.	Alexandrie.	Id.	1 cas.	2 cas.
720 25 mai.	St-Antoine.	Chataud.	Seyde.	Id.	Cas à bord.	Cas au lazaret.
721 23 juin.	Brick.	Daniel.	Alexandrie.	Id.	Id.	
723 3 juin.	Navire.	Français.	Tunis.	Id.	Id.	
13 sept.	Navire.	Français.	Alexandrie.	Id.	Id.	
726 16 déc.	Brick.	Jauffret.	Smyrne.	Id.	8 cas.	1 cas.
731 4 août.	Brick.	Aubert.	Damiette.	Id.	Cas à bord.	
22 oct.	Ste-Thérèse.	Fage.	Damiette.	Id.	Id.	2 cas.
29 oct.	Navire.	Français.	Seyde.	Id.	Id.	
735 10 juin.	Lemarie.	Cheury.	Seyde.	Id.	Id.	
741 19 juin.	L'Etoile du Nord.	Coutel.	Alger.	Id.	3 cas.	1 cas.
751 23 déc.	Navire.	Français.	Constantinople.	Id.	Cas à bord.	Cas en quarant.
752 17 juil.	St Jocques.	Jules Bastide.	Alger.	Id.	Id.	
760 8 mai.	Ste-Famille.	Billon.	St-Jean d'Acre.	Id.	7 cas.	1 cas.
768 30 mai.	Brick.	Brun.	Tripoli de Barbarie.	Id.	4 cas.	7 cas;
784 12 juil.	Corsaire.	De Malte.	Lampedeuse.	Malte.	Cas à bord.	5 cas.
19 juil.	L'Assomption.	Mellich.	Maroc.	Marseille.	8 cas.	
785 27 avril.	Le Crétois.	Daniel.	Tunis.	Id.	2 cas.	
22 janv.	Marie-Anne.	Candier.	Tunis.	Id.	3 cas.	1 cas.
786 2 juin.	Brick.	Giraud.	Bone.	Id.	Cas à bord.	
2 juin.	Providence.	Bernardy.	Bone.	Id.	Id.	
12 juin.	Malonel.	Pons.	Bone.	Id.	Id.	
13 août.	Jenidre.	Blacas.	Smyrne.	Id.	Id.	
787 24 mars.	Navire.	Espagnol.	Alger.	Mahon.	Id.	
793 4 juil.	Tartane	Hydriote.	Syrie.	Venise.	Id.	Cas à l'arrivée.
796 20 juil.	Bâtiment.	Américain.	Alger.	Marseille.	2 cas.	
26 juil.	Frégate.	La Justice.	Dardanelles.	Toulon.	Cas à bord.	

SUITE DU TABLEAU.

DATES.	NOM et qualité du Navire.	NOM du capitaine ou Nationalité.	LIEU de provenance.	LIEU d'arrivage.	CAS en route.	CAS après l'arrivée.
10 août.	Navire.	Espagnol.	Alger.	Marseille.	Cas à bord.	
12 août.	L'Eulalie.	Rodriguez.	Id	Id.	1 cas.	1 cas.
3 août.	La Fortune.	Colder.	Id.	Id.	2 cas.	Cas à l'arrivée.
1799	Brick.	Rasto.	Alexandrie.	Venise.	8 cas.	
813 28 mars.	St-Nicolas.	Id.	Id.	Malte.	2 cas.	2 cas.
28 mars.	Nelly.	Id.	Id.	Id.	Cas à bord.	
28 mars.	El Dolce.	Espagnol.	Id.	Id.	Id.	
1816 «	Fortuna.	Italien.	Id.	Livourne.	1 cas.	
1817 «	Maillaud.	Anglais.	Id.	Venise.	Plusieurs cas.	
1818 «	Navire.	Marowich.	Durrazo.	Venise.	Cas à bord.	11 cas.
1819 30 avril.	La Continuation.	Anderson.	Tunis.	Marseille.	3 cas.	2 cas.
27 mar.	Sant. Trinita.	Azzo-Pardi.	Souza.	Malte.	1 cas.	4 cas.
«	Brick.	Morranguwich.	Alexandrie.	Venise.	1 cas.	
«	Id.	L'Alexandre.	Alger.	Livourne.	1 cas.	
1820 10 oct.	Navire.	Français.	Tunis.	Marseille.	1 cas.	
1821 «	Créos.	Suédois.	Alexandrie.	Livourne.	1 cas	
«	L'Eole.	Sarde.	Id.	Id.	Cas à bord.	
«	Cheval-Pegase.	Id.	Id.	Id.	Id.	
21 mars.	La Constance.	Luppini.	Id.	Id.	3 cas.	14 cas.
1823 «	La Sapho.	Sarde.	Id.	Id.	Cas à bord.	
1824 «	B. de Rosetti.	Sarde.	Constantinople.	Id.	1 cas.	
1825 29 juin.	Les 3 Sœurs.	Banon.	Alexandrie.	Marseille.	Cas à bord.	
1826 «	Brick Sarde.	Franc-Ferraud.	Retino.	Gênes.	3 cas.	5 cas.
1826 29 juin.	Heureuse Sabine.	Audibert.	Alexandrie.	Marseille.	4 cas.	1 cas.
1827 23 juin.	Tournesol.	Colombes.	Syrie.	Id.	2 cas.	
1828 8 juil.	Frégate.	Russe.	Morée.	Malte.	Cas à bord.	
1830 «	St-Georges.	Id.	Constantinople.	Livourne.	1 cas à bord.	
1835 12 fév.	Brick.	Torelle.	Alexandrie.	Marseille.	1 cas.	
4 mars.	Le Thésée.	Toscan.	Id.	Livourne.	1 cas.	1 cas.
12 mars.	L'Amitié.	Regnier.	Id.	Marseille.	1 cas.	
2 mai.	Sophie-Hélène.		Id.	Malte.	4 cas.	5 cas
déc.	L'Africain.	Belland.	Constantinople.	Gênes.	1 cas.	5 cas.
1837 «	Léonidas.	Vapeur français.	Id.	Marseille.	1 cas.	1 cas.
23 fév.	Sarda.	Cantargi.	Tripoli.	Malte.	1 cas.	3 cas.
2 mars.	Chebeck.	Homard.	Id.	Id.	2 cas.	
1841 9 mars.	Frégate.	Le Castor.	Caifa.	Id.	13 cas.	
124 ans.	64 navires.				64 faits 2	6 attaques.

Ainsi il résulte des faits ici consignés que 64 fois la peste a été importée, et que les attaques ont eu lieu, ou seulement pendant la route, ou pendant la route et après l'arrivée dans un port d'Europe. Nous aurions pu donner les faits plus détaillés ; mais nous avons préféré en dresser simplement un tableau, afin qu'on puisse les embrasser d'un coup d'œil. Nous les possédons, au reste, tels qu'ils ont été donnés par les directeurs de Lazarets, soit à M. le secrétaire de la Santé, soit à nous.

Dans ce qui précède, on a pu voir que M. le secrétaire, dans ses deux rapports, avait noté 81 faits, qui tous ont éclaté pendant la traversé. En ajoutant ceux que nous avions rassemblés, ce chiffre se trouvait porté à 108, nous aurions pu faire comme cet administrateur contagioniste, mais comme nous ne nous occupons que de ce qui a rapport à l'Europe, et surtout à la France, nous avons voulu apporter la rigueur la plus grande et nous avons retranché tous les faits d'importation, soit à terre, soit à bord, qui se sont manifestés dans les échelles du Levant lorsque le bâtiment ne devait pas retourner en Europe. Telle est la cause pour laquelle 64 faits seulement ont été notés.

Que nous importe que la peste puisse éclater après l'arrivée d'un bâtiment en Grèce, en Égypte, sur les côtes de l'empire ottoman ou des régences! ce qu'il nous faut constater et ce qui nous regarde, c'est ce qui se passe et s'est passé sur le littoral de la Méditerranée, en Italie, en France et en Espagne. Nous dirons même plus, la France ne devrait pas s'occuper de ce qui existe chez nos voisins et dans les autres Lazarets, mais seulement de ce qui se passe chez elle. Certes, l'exemple lui est donné; elle doit agir comme l'Angleterre, qui ne demande aucun avis aux autres pays pour supprimer en quelque sorte ses quarantaines.

Ainsi, il est constant que jamais à Marseille, il n'y a eu une attaque de peste sur les gardes et les porte-faix commis aux marchandises; il est constant que jamais bâtiment arrivé sans attaque en route n'en a eu après l'arrivée; cela seul devrait suffire à la France pour la direction de sa conduite. On a vu que non seulement nous avons été très-sévères dans l'admission des faits, mais encore, que si nous avons pris en considération ce qui s'est passé dans les autres lazarets, nous avons fait une grande concession qui donne la certitude la plus entière à nos propositions et aux conclusions que nous allons tirer de faits bien positifs et bien établis.

En 124 ans, 64 faits de peste ont eu lieu en route; sur ces 64 faits, 26 fois seulement les cas se sont continués après l'arrivée, 38 fois les cas ont eu lieu en mer; ainsi, il est certain que, depuis 124 ans, 64 bâtiments seulement revenant en Europe ont été pestiférés, et que, sur ce chiffre, 26 fois la peste qu'ils avaient à bord s'est continuée après l'arrivée. En dehors de ces 64 faits, nous avons bien recherché, bien demandé s'il n'y avait pas eu d'autres cas de peste dans les lazarets: *Il n'y en a pas eu.* Par conséquent, les 26 cas viennent de bâtiments déjà pestiférés, et tout bâtiment arrivé sain est resté dans le port. Or, s'appuyant sur ces faits sur les réponses des directeurs des Lazarets et sur l'enquête du Secrétaire du conseil supérieur de Santé faite par ordre du gouvernement, il est prouvé, pour Marseille, Gênes, Livourne, Venise et Malte :

1° Que jamais la peste ne s'est montrée pendant la quarantaine, si elle n'avait existé pendant la traversée;

2° Que les bâtiments arrivés en bonne santé, provenant

d'un lieu même infecte, n'ont jamais eu d'attaques après l'arrivée;

3° Que les marchandises de ces bâtiments n'ont jamais communiqué la peste dans les lazarets.

Donc, on peut admettre, en libre pratique et sans danger tout bâtiment qui arrive sans cas de peste.

Telle est la rigoureuse conséquence que les faits donnent. Il serait très-logique d'agir ainsi. Nous dirons même plus : C'est la voie que le gouvernement a suivie pour lever les quarantaines d'Alger. Il s'est appuyé sur 6 faits et une expérience de 100 ans, tandis que nous nous appuyons pour demander une réforme, sur 64 faits et une expérience de 124 ans.

Des foyers de peste.

Si nous avons dit qu'il fallait agir d'après les faits sans s'occuper de la contagion, de la non-contagion ou de l'infection, nous avons ajouté aussi qu'il fallait prendre en considération, au point de vue du fait et non au point de vue scientifique, la durée de la période d'incubation et les foyers de peste, que personne ne s'est avisé de nier.

Nous allons donc, avant de passer à la conclusion et formuler notre proposition de réforme, établir ce que l'on sait sur les foyers de peste et sur la durée de la période d'incubation.

Des foyers de peste se forment-ils à bord des navires, et peuvent-ils se transporter ? Sans aucun doute, puisque les faits sont-là qui le prouvent: Mais aussi, ces foyers éclatent toujours en route, et, de plus, ils peuvent se dissiper et se détruire, car il est constant que si l'on change une des choses qui forment le foyer on l'anéantit.

Je vais m'expliquer par un exemple : Pendant trois ans et demi, j'ai observé la peste à l'état endémique à Alexandrie, où elle existe toujours. Dans cet espace de temps, jamais un cas, dans une maison, n'a été suivi d'un second, malgré des contacts multipliés, lorsque les personnes qui avaient été en contact quittaient l'endroit, la maison où avait eu lieu la première attaque, et où s'était formé le foyer de la peste; tandis qu'au contraire, il est arrivé, qu'une première attaque a été suivie d'une seconde, lorsque les individus, ne voulaient ni nettoyer ni quitter la maison où existait le foyer qui avait causé la première attaque : il y a plus, les individus en contact avec le pestiféré, ayant été placés dans une autre maison, il est arrivé que le gardien de la maison infectée, et qui n'avait nullement touché le pestiféré, prenait la peste, tandis que ceux qui avaient été en contact restaient bien portants, ce qui prouve que le foyer était dû aux effets et à la localité. En un mot, si une seconde attaque a quelquefois suivi une première, cela a eu lieu non par rapport au contact, mais par ce que l'on ne changeait rien au foyer primitif de peste.

Même encore aujourd'hui, à l'arsenal d'Alexandrie, et ceci m'a été certifié par l'ingénieur en chef du pacha, il ne se passe pas un mois sans qu'un cas de peste se présente dans une chambrée d'ouvriers. Ce cas est très-souvent suivi d'un second, d'un troisième, dans la même chambrée d'ouvriers, qui, toujours. travaillent en contact avec le reste des ouvriers de l'arsenal, sans leur communiquer la peste. On ne parvient à faire cesser les attaques dans la chambrée qu'en agissant comme nous l'avons dit plus haut, c'est-à-dire en dissipant le foyer d'infection. Ce fait a lieu depuis 1834.

Dans le Levant les foyers de peste se forment spontané-ment; c'est ce qui arrive dans le port pour les navires: car, ce n'est pas en mer que le foyer se forme, il est tout formé au départ; seulement ses conséquences éclatent en mer. Le fait et l'expérience prouvent que l'on peut dissiper les foyers de peste en changeant les conditions qui les forment: En effet, que fait-on dans les lazarets pour les bâtiments pestiférés? Pas autre chose : soit en déchargeant les marchandises, soit en les exposant sur le pont, on change les conditions du foyer, on l'anéantit: il suffit donc de faire un changement à l'état des choses pour qu'à l'instant le foyer ne soit plus dangereux. Il en est pour la cause de la peste, si toutesfois elle contagieuse, à peu près comme pour les poisons : Prenez, par exemple, du sublimé corrosif à haute dose, vous vous empoisonnerez, tandis que le même agent toxique donné à dose fractionnées ne produira aucun effet fâcheux.

En résumé, on voit, par ce qui précède, que les foyers de peste existent; qu'ils peuvent se transporter et se dissiper; que par conséquent, dans une réforme sanitaire, il faudra les prendre en considération. Nous dirons cependant que l'administration doit se montrer sévère à ce sujet, et agir rigoureusement lorsqu'un bâtiment arrivera avec un foyer de peste. Que les intendances sanitaires se conduisent sur ce point comme elles l'entendront, elles sont bien sûres de ne pas être prises au dépourvu, puisque les foyers éclatent toujours dans la traversée, comme les faits le prouvent; mais aussi qu'elles ne s'opposent pas à ce que l'on donne libre pratique aux bâtiments qui arrivent sains, puisqu'il n'ont pas de foyer de peste à bord.

De la periode d'incubation.

Un point important à décider, c'est la durée de la période d'incubation, c'est-à-dire le temps pendant lequel la peste peut rester à l'état latent chez les individus, après le départ du bâtiment.

Lorsque la peste a éclaté à bord, comme on peut le voir dans les soixante-quatre faits d'importation, chaque fois que le premier cas a eu lieu, il a toujours été noté dans un espace de temps assez court, de deux à huit jours après le départ, encore n'y a-t-il eu qu'une seule attaque au bout de huit jours ; c'est sur le Léonidas, paquebot vapeur, venant du milieu de l'épidémie qui régnait à Constantinople, en 1837. Or, pour ce qui regarde la période d'incubation, ce qu'il importe à l'Europe de savoir, c'est ce qui se passe à bord des bâtiments qui peuvent arriver dans nos lazarets avec des foyers de peste, afin de constater si un navire venant des échelles du Levant, peut apporter des germes de peste qui ne se déclareraient qu'après son arrivée ; il faut donc recourir aux faits et voir, d'après la date du départ et la date du premier cas, quelle a été la période d'incubation. Eh bien, depuis cent vingt-quatre ans, la peste s'est toujours déclarée en mer huit jours au plus après le départ.

Tous les hommes qui ont étudié sérieusement la peste, sans se laisser influencer, ont généralement reconnu une période d'incubation de deux à huit jours, qu'ils soient ou non contagionistes. Tous les faits que nous avons recueillis sur les lieux où règne la peste, et dans les auteurs modernes, ne passent pas huit jours. Les anciens seuls, comme on l'a vu, en ont noté de plus longue durée. Quelques modernes fixent aussi la période d'incubation à plus de huit jours ; mais ce n'est qu'une opinion, ils n'ont pas de faits. Dans le deuxième rapport du Secrétaire du conseil de santé, déjà cité, se trouvent deux faits où la période d'incubation aurait été chez l'un de dix jours trois quarts, pour l'autre de neuf jours trois quarts. Mais M. le secrétaire, par un raisonnement fort juste, réfute lui-même les deux faits en disant : « Les personnes qui ne « croient pas à la nécessité de longues quarantaines, les « voudraient de dix à douze jours au plus (et ces per- « sonnes sont encore assez nombreuses dans le Levant), « pourraient faire observer que la peste régnant alors à « Alexandrie. M. Bella a pu prendre la peste dans l'air in- « fecté de la ville, et que l'incubation pourrait bien en réa- « lité n'avoir pas duré dix jours trois quarts. »

Nous ajouterons à ce juste raisonnement, que M. Bella, qui a raconté le fait qui lui serait arrivé, a parlé contre sa conviction, et ne croit pas à une période d'incubation de dix jours trois quarts. En voici la preuve : en 1835, le conseil sanitaire d'Alexandrie, conseil très-contagioniste, qui avait pour médecin ce même M. Bella, a fixé à huit jours d'observation, la quarantaine que l'on impose à ceux qui ont été en communication directe avec les pestiférés, je l'ai vu et éprouvé.

C'était, d'après l'avis de MM. Grassi et Bella, médecins, sur la durée de la période d'incubation de la peste, que le

6

conseil agissait ainsi; il paraîtrait que le médecin Bella avait, lors de cette décision, en 1835, oublié le fait personnel qui lui est arrivé en 1819, et qu'il s'en serait souvenu seulement en 1839; de plus, M. Bella, que j'ai connu pendant quatre ans, ne m'a jamais parlé de ce fait. Ceci peut donner une idée de la manière dont on compose les histoires de peste!

Pour ma part, je n'ai jamais observé, soit au milieu de l'épidémie, soit au milieu de l'endémie, une durée de la période d'incubation qui puisse être rapportée à plus de cinq jours, et pendant quatre ans j'ai vu et constaté bien des cas de peste! Quoi qu'il en soit, ce qui se passe en Orient, dans un pays où la peste règne continuellement, ne peut nous servir que comme renseignement pour l'Europe, comme document pour fixer la période d'incubation et pour aider la réforme des quarantaines.

Ce qu'il nous faut surtout bien constater, c'est que, à bord des bâtiments qui ont eu des cas de peste, la durée de la période d'incubation a été au plus de huit jours, prenant pour point d'invasion de la maladie le jour du départ. Scientifiquement, on pourra nous dire : mais l'invasion a peut être eu lieu deux ou trois jours avant ou après le départ? Peu nous importe : ce qui est certain, c'est que la peste a toujours éclaté du deuxième au huitième jour de mer, que par conséquent, on peut se fixer sans crainte à ce chiffre de huit jours, le prendre en grande considération dans une proposition de réforme.

Le plus court voyage aujourd'hui, par les bâtiments à vapeur d'Alexandrie à Marseille, peut être de huit jours, c'est-à-dire qu'un cas peut se déclarer à l'arrivée. Ce fait n'a eu lieu que pour le Léonidas, venant d'un foyer épidémique. Eh bien, que l'on rassure les populations et les âmes timorées, en donnant quelques jours de quarantaines aux bâtiments qui viendront d'un milieu où la peste règne épidémiquement. Ce temps devra sagement être combiné avec les intérêts politiques et commerciaux de la France, afin qu'il ne leur nuise en aucune façon.

Nous insistons ici sur ces mots, lorsque la peste règne épidémiquement, parce que, la seule fois que la peste ait mis 8 jours à se développer à bord, le bâtiment venait d'un foyer épidémique. Si l'on disait qu'il faudrait infliger une quarantaine de quelques jours lorsque la peste règne, nous répondrions que la peste règne toujours en Orient, qu'elle est endémique sur tout le littoral, et dans toutes les échelles du Levant. Nous en avons donné la preuve dans l'ouvrage que nous avons publié (1).

De plus, les faits connus, et c'est même l'opinion des contagionistes du conseil de santé d'Alexandrie, démontrent que la peste endémique offre peu de dangers sous le rapport de la contagion : c'est ce qui leur a fait dire, *qu'il y a une peste contagieuse et une peste qui ne l'est pas*. On ne doit donc porter son attention que sur la peste épidémique.

RÉSUMÉ ET PROPOSITIONS.

Résumons-nous. — Il est bien constaté que la base des quarantaines et des lois sanitaires est ébranlée ; que si la contagion, qui fait la base de tout le système, était quelque

---

(1) *De la peste ou typhus d'Orient*, 1 vol. in-8°.

peu certaine, les mesures sanitaires ne pourraient empêcher la propagation de la peste ; puisque ces mesures sont à la merci de chaque individu, de chaque gouvernement, qui les élude selon sa volonté. Par conséquent, tout le monde doit être d'accord sur la nécessité de modifier les quarantaines.

Il est certain, de plus, que l'Angleterre et l'Autriche ont admis un principe qui fait perdre à la France les avantages de sa position géographique ; que ce fait, fort grave, demande une prompte réforme en France. L'ordonnance ministérielle du 22 juin 1843 ne remédie à rien, ainsi que je l'ai démontré.

Trois moyens ont été ensuite naturellement indiqués :

1° Ou abolir nos quarantaines ; 2° ou faire mettre l'Angleterre et l'Autriche en quarantaine avec l'Europe ; 3° ou forcer ces puissances à s'imposer des quarantaines égales aux nôtres, abstraction faite du temps du voyage. On a vu que ces trois propositions sont inexécutables.

Enfin nous avons interrogé la science, elle n'a pu nous donner une solution mathématique. Il ne reste donc plus que les faits et l'expérience, dans lesquels il nous faut trouver cette solution et un moyen équivalant à une abolition des quarantaines, moyen qui amène à une réforme sans danger, sans froissement aucun, et qui rende à la France les avantages qu'elle doit à sa position géographique.

Tel est l'état de la question :

Quelles sont donc les conditions qui doivent être remplies pour qu'un gouvernement sage et éclairé accepte un projet de réforme complet ?

1° Conserver les avantages de notre position géographique ;

2° Lever les entraves qui gênent le commerce et les communications;

3o Empêcher l'introduction de la peste en Europe, la supposant contagieuse;

4o Rassurer les populations sur l'effet des nouvelles mesures;

5° Ne nuire en rien aux intérêts publics et particuliers;

Le projet qui suit va directement au but, et remplit entièrement ce programme; il découle naturellement des faits déjà cités.

Il est prouvé, d'après soixante-quatre faits et une expérience de cent vingt-quatre ans :

1° Que si la peste a dû se montrer après l'arrivée, elle a toujours éclaté dans la traversée;

2° Que les bâtiments arrivés sans attaques, venant même d'un foyer épidémique, n'ont jamais eu d'attaques en quarantaine;

3° Que les marchandises des bâtiments sans attaques n'ont jamais communiqué la peste dans les lazarets;

4° Que s'il existe un foyer de peste à bord, il éclate toujours en mer, et qu'il est facile de le dissiper;

5° Que la période d'incubation à bord n'a jamais passé 8 jours, à dater du jour du départ.

Ainsi on pourrait proposer ce seul article :

Tout bâtiment venant des Echelles du Levant, qui n'aurait pas eu de cas de peste en mer, sera admis en libre pratique le neuvième jour après son départ.

Ce serait logique; mais on a vu qu'il y avait d'autres conditions à remplir, des conditions que l'on peut appeler morales. Ce seul article ne les satisferait pas.

En conséquence, nous proposerons

De diviser les navires en deux catégories :

1° Navires de guerre et paquebots;

2° Navires marchands;

D'admettre deux patentes seulement, la patente nette et la patente brute.

La patente brute, lorsque les navires viendront d'un foyer épidémique;

La patente nette, lorsqu'ils viendront d'un lieu que l'épidémie ne ravage pas (1).

Avec la patente brute, infligez 5 jours de quarantaine d'observation aux paquebots, aux navires de guerre, ainsi qu'aux passagers des bâtiments marchands débarqués au lazaret, aux marchandises, 10 jours de quarantaine d'observation, avec maniement des marchandises à bord.

Avec la patente nette, pour les paquebots, navires de guerre et passagers des bâtiments marchands, 24 heures d'observation; aux marchandises, 5 jours.

Lorsqu'il y aura un cas de peste dans la traversée, et même un malade à bord, la maladie n'étant pas bien caractérisée, donner à l'intendance sanitaire la liberté d'agir aussi rigoureusement qu'elle l'entendra.

Résultats.

En adoptant cette réforme, atteindra-t-on le but proposé? On va le juger au simple exposé des résultats.

Conserve-t on à la France les avantages de sa position géographique? Les chiffres vont parler.

---

(1) On ne doit pas oublier que l'épidémie n'arrive que tous les 7 ans au plus, et dure 6 mois seulement. La patente brute sera donc très-rare.

Provenances d'Alexandrie d'après ma proposition :

Tableau comparé des lignes française et aanglaise.

D'Alexandrie à Paris, ligne française directe,	746 fr.	et 16	jours de route.
D'Alexandrie à Paris, ligne anglaise,	1224	19	id.
Avantage de la France,	478 fr.	et 4 j.	*Avantage de la France.*

D'Alexandrie à Londres, ligne française,	891 fr.	et 21	jours de route.
D'Alexandrie à Londres, ligne anglaise,	1212	17	id.
Avantage de la France.	321 fr.	et 4 j.	*Avantage de l'Angleterre.*

Cet avantage de l'Angleterre, de 4 jours, peut être enlevé facilement, si, étant pressé de se rendre à Londres, on part par la poste de Marseille le jour de la sortie du lazaret et si on ne s'arrête pas à Paris ; de Marseille à Londres on peut s'y rendre en 6 jours au lieu de 11 comme je l'ai porté, ce qui ferait 16 jours, par conséquent, 1 jour encore à l'avantage de la ligne française. On peut apprécier l'avantage d'argent par les chiffres.

Provenances de Constantinople :

De Constantinople à Paris, ligne française,	755 fr.	et 20	jours de route.
De Constantinople à Paris, ligne allemande,	660	33	id.
Pour l'Allemagne,	95 fr.	et 13	jours *ponr la France.*

De Constantinople à Londres, ligne française,	900 fr.	et 25 jours	de route.
De Constantinople à Londres, ligne allemande,	805	38	id.
Pour l'Allemagne,	95 fr.	et 13 jours	*pour la France.*
De Constantinople à Londres ligne française,	900 fr.	et 25 jours	de route.
De Constantinople à Londres, ligne allem , par la Belgique,	773	35	id.
Pour l'Allemagne.	127 fr.	et 10 jours	*pour la Frauce.*

Le résultat de ma proposition ne laisse plus à l'Allemagne qu'un bénéfice de 95 francs, et donnerait à la France 13 jours d'avantage. Pour se rendre à Londres le résultat serait le même ; mais si l'on passe par la Belgique et la route du Danube, le bénéfice pour l'Allemagne serait de 127 francs, la ligne française ne compterait plus que 10 jours d'avantage.

Tableau comparé des lignes française et anglaise.

De Constantinople à Paris, ligne française,	755 fr.	et 20 jours	de route.
De Constantinople à Paris, ligne anglaise,	1232	20	id.
Avantage pour la France,	577 fr.	et 0	
De Constantinople à Londres, ligne française,	900 fr.	et 25 jours	de route.
De Constantinople à Londres, ligne anglaise,	1195	18	
Pour la France,	295 fr.	et 7 j.	*Pour l'Angleterre.*

Si l'on adoptait ma proposition, le seul bénéfice pour la ligne Anglaise serait de 7 jours pour se rendre à Londres, tandis que la ligne française aurait un avantage d'argent pour Paris de 377 francs et pour Londres de 295. J'ai démontré quelques lignes plus haut comment on pouvait diminuer l'avantage de temps de l'Angleterre.

Je n'examinerai pas la question avec le régime de la patente brute de 5 jours d'observation ; pour tous les points et pour tous les pays, ce serait alors une augmentation égale de temps et de dépenses. Ce cas sera l'exception.

Ainsi, par cette modification des lois sanitaires, la France aurait, sur l'Allemagne, l'avantage des jours, et celle-ci seulement un léger bénéfice d'argent. Sur l'Angleterre, l'avantage d'argent, l'égalité de temps pour Paris et la France; seulement, il resterait un bénéfice éventuel de temps pour Londres.

Qui empêche de réduire le prix de nos vapeurs, si cette réduction doit attirer plus de voyageurs et plus de transports? Je sais que l'on m'opposera le déficit; mais on peut répondre que le prix élevé de nos bateaux à vapeurs pour les transports, est la conséquence d'une mauvaise organisation ; qu'ils fassent comme les paquebots autrichiens et anglais, qu'ils prennent des marchandises, ils pourront naviguer à très bon compte et il n'y aura pas de déficit, au contraire, des bénéfices qui permettront de tourner l'avantage d'argent de notre côté.

Remarquez comme tout se lie et comme à chaque instant il faut faire des excursions dans le domaine administratif ! Si les paquebots français ne transportent pas de marchandises, c'est la faute de l'organisation des quarantaines actuelles qui font une distinction pour les bâtiments chargés de marchandises; dans ce cas, les paquebots seraient assimilés à des bâtiments marchands, et au lieu de 20 jours de séquestration, comme ils sont soumis aujourd'hui, ils seraient condamnés à 25 jours et plus.

Enfin, ce n'est pas la seule amélioration à faire dans notre service des paquebots; pourquoi n'établit-on pas pour Constantinople, comme pour Alexandrie, une ligne directe de bateaux à vapeur; ou bien, pourquoi n'organiserait-on pas ce service pour arriver en 10 jours, ce qui est non-seulement possible, mais facile. Voici quel en serait le résultat, sans diminuer le prix actuel des transports :

Tableau comparé des lignes française et allemande.

De Constantinople à Paris, ligne française,	731 fr.	et 16 jours	de route.
De Constantinople à Paris, ligne allemande,	660	33	id.
Pour l'Allemagne,	71 fr.	et 17 jours	*pour la France.*
De Constantinople à Londres, ligne française,	876 fr.	et 21 jours	de route.
De Constantinople à Londres, ligne allemande,	805	38	id.
Pour l'Allemagne,	71 fr.	et 17 jours	*pour la France.*
De Constantinople à Londres, ligne française,	845 fr.	et 21 jours	de route.
De Constantinople à Londres, lig. allemande par la Belgique,	773	35	id.
Pour l'Allemagne,	82 fr.	et 14 jours	*pour la France.*

Tableau comparé des lignes française et anglaise.

De Constantinople à Paris, ligne française,	731 fr.	et 16 jours de route.	
De Constantinople à Paris, ligne anglaise,	1232	20	id.
Pour la France,	501 fr.	et 4 jours	*pour la France.*
De Constantinople à Londres, ligne française,	845 fr.	et 21 jours de route.	
De Constantinople à Londres, ligne anglaise,	1195	18	id.
Pour la France,	350 fr.	et 3 j.	*pour l'Angleterre.*

Par ce tableau, on peut voir qu'il ne resterait plus à l'Allemagne, sur la France, que 71 ou 82 francs ; mais il y a à notre avantage 14 et 17 jours de route; que l'Angleterre, pour Londres seulement, ne trouverait que 3 jours, bien compensés par 350 francs pour la France, et l'ennui d'une longue route par mer ; le bénéfice de 3 jours, pour Londres , est facile à annihiler, en évitant les retards. Enfin si l'on admet à bord des marchandises, on enlèvera à la ligne des paquebots allemands le léger avantage d'argent qui lui reste.

Alors tout sera en faveur de la ligne des bateaux à vapeur français, sur ceux de l'Autriche et sur ceux de l'Anterre.

En résumé, les quarantaines et les lois sanitaires, telles qu'elles existent aujourd'hui, donnent :

A la ligne autrichienne sur la ligne française.

Pour les provenances de Constantinople, un avantage de temps et d'argent :

Pour aller à Paris, de	10 jours et 316 francs.
Pour aller à Londres, de	13 jours et 318 francs.

A la ligne anglaise sur la ligne française.

Un avantage de temps qui est :

Pour se rendre	d'Alexandrie à Londres, de	20 jours.
—	d'Alexandrie à Paris (par l'Angleterre), de	16 jours.
—	de Constantinople à Londres, de	30 jours.
—	de Constantinople à Paris (par l'Angleterre), de	23 jours.

L'accroissement des dépenses par la ligne anglaise est de :

127	francs pour aller	d'Alexandrie à Londres.
284	—	d'Alexandrie à Paris.
74	—	de Constantinople à Londres.
256	—	de Constantinople à Paris.

Un examen attentif prouve que cet accroissement de dépenses est loin de compenser la perte de temps que l'on est forcé de subir par la ligne des paquebots français.

A part donc ce léger avantage d'argent, tout est au détriment de la France, grâce à nos institutions sanitaires.

Si mon projet est mis à exécution, si par la modification des quarantaines on peut accepter à bord des marchandises, ce qui permettra d'abaisser le prix des voyages, si la route n'est plus que de 10 jours pour Constantinople comme pour Alexandrie, alors la ligne des paquebots à vapeur français aura :

Sur la ligne autrichienne.

Pour les provenances de Constantinople, un avantage de temps :

Pour aller à Paris, de	14 jours.
Pour aller à Londres, de	17 jours.

Le prix des transports sera égal.

Sur la ligne anglaise.

Pour les provenances d'Alexandrie ou de Constantinople, un avantage d'argent et de temps :

Pour aller à Paris, de	500 francs et 4 jours.
Pour aller à Londres, de	350 francs avec égalité dans le temps de la route.

L'existence des paquebots anglais de la Méditerranée est entièrement due à nos quarantaines actuelles : modifiez-les, et ces paquebots ne pourront plus exister.

Enfin, on a dû remarquer, dans la réforme proposée, que la patente brute frappe les bâtiments dans le cas seulement où la peste règne épidémiquement au point de départ, et comme les épidémies sont heureusement rares, il se trouvera que les choses seront absolument le contraire de ce qu'elles sont aujourd'hui. Dans le système actuel, presque tous les bâtiments arrivent avec patente brute ou suspecte; ils arriveront, au contraire, presque toujours avec patente nette. La peste épidémique revient, terme moyen, tous les 7 ans dans chaque localité et ne dure que 4 à 6 mois, de sorte que sur 7 années, vous n'aurez que 4 à 6 mois de patente brute et 6 ans et demi de patente nette.

Quant à ce qui regarde nos intérêts commerciaux, nous osons à peine en parler, par rapport aux avantages qui en résulteront pour la France et Marseille surtout. La quarantaine d'observation ne causant aucun frais et par conséquent offrant un grand bénéfice de temps et d'argent, donnera d'abord ce premier bénéfice, qui est évalué à 4 ou 5 pour cent de plus, soit pour l'Angleterre, la Belgique et la Hollande. Nous aurons sur ces pays l'avantage : 1º du prix du fret d'un plus long voyage, qui est au moins d'un mois; 2º de l'intérêt de l'argent de la cargaison pendant ce mois; 3º de l'assurance maritime qui est au moins doublée, de sorte que par la réforme proposée les marchandises d'Orient, rendues à Marseille, coûteront bien meilleur marché que dans les pays désignés plus haut.

Que l'on prononce maintenant si la première et la deuxième condition du programme que nous nous sommes posés ne sont pas bien remplies; si la France ne reprend pas les avantages de sa position géographique, si les entraves qui gênent le commerce et les communications ne sont pas levées !

Mais empêchera-t-on l'introduction de la peste en Europe, en supposant qu'elle est contagieuse? Que faut-il de plus qu'une expérience de 124 années ? Tous les faits que nous avons cités prouvent que la peste n'a jamais été introduite par des bâtiments arrivés sans accidents en mer; cette expérience ne doit-elle pas rassurer les populations et les départements, bien autrement que les six faits qui font la base de l'ordonnance qui détruit les quarantaines d'Alger ! Lorsque la peste n'aura pas éclaté dans la traversée, qui pourra craindre qu'elle éclate dans le port, puisque cela seul prouve qu'il n'y a pas de foyer de peste à bord ! De plus, bien que l'on puisse, à la rigueur, se passer d'une quarantaine quelconque, n'avons-nous pas proposé une observation de cinq jours, lorsque le bâtiment viendra d'un foyer épidémique, c'est-à-dire avec patente brute? Dans le cas d'une attaque pendant la traversée et même d'une maladie qui ne serait pas bien caractérisée, n'avons-nous pas dit qu'il fallait s'en remettre au bon plaisir des intendances sanitaires? Que faut-il donc de plus pour rassurer les hommes qui raisonnent ?

Les populations, qui, sur ce point, ne raisonnent pas, verront les lazarets toujours exister, car il en faudra pour la quarantaine de cinq jours des passagers, des bâtiments marchands et même des paquebots, pour les marchandises et les équipages des bâtiments qui pourraient avoir la peste à bord.

Les intérêts particuliers et les amours-propres ne seront pas lésés, puisqu'il faudra, comme aujourd'hui, des intendants et des employés sanitaires que l'on pourra réduire peu à peu sans nuire et sans faire crier. Il n'y aura que les portefaix et les gens de peine qui se trouveront diminués de beaucoup; mais ces hommes, qui ne sont aux lazarets qu'à tant par journée, trouveront facilement à s'employer ailleurs. Marseille elle-même devra se réjouir d'une telle réforme, elle se trouvera rassurée sur l'avenir de son commerce. A part même les avantages de cette nouvelle position, cette ville ne craindra plus de voir le Havre lui faire une redoutable concurrence, comme cela est prouvé dans le rapport de M. Hély d'Oissel, en 1825, concurrence qui n'était due qu'à ses quarantaines actuelles, et qui peut recommencer!.....

Ainsi, intérêts généraux, intérêts de localité, intérêts particuliers, tous seront satisfaits. Ce projet de réforme, reposant sur des bases certaines, des faits, équivaut donc à une abolition presque complète de la quarantaine actuelle, sans danger, sans froissement aucun et sans répandre la terreur parmi les populations.

Nous terminerons par l'examen d'une objection qui ne manquera pas d'être faite : les nations du littoral de la Méditerranée adopteront-elles une telle réforme? D'abord, il suffit que la France l'adopte, et rien ne peut l'en empêcher si elle le veut : puis, pourquoi l'Italie et l'Espagne refuseraient-elles de s'y conformer? Les intérêts de ces pays sont, dans cette question, presque identiques aux nôtres ; l'Autriche l'a bien senti par rapport à Trieste. Si le commerce de cette ville avait continué à subir de longues quarantaines, il n'aurait pu lutter dans le nord de l'Allemagne et même dans le centre avec celui de l'Angleterre et de la Hollande qui ne font pas de quarantaine. Nous savons que l'Italie est très-craintive sur cette question; mais est-ce une raison, parce que d'autres ont peur, pour ne pas avancer? Présentez une réforme, qu'elle soit basée sur des faits irréfutables, qu'elle soit logique, raisonnable, et ceux qui auront peur se tairont. Mais ce n'est pas des pays de la Méditerranée que viendront les difficultés, c'est de l'Angleterre et de l'Autriche, qui verront avec peine, avec jalousie la France reprendre la position qu'elles voulaient lui enlever clandestinement. Ce sont donc les menées de ces puissances qu'il faudra surveiller; elles n'oseront agir ouvertement, ce serait contre les principes qu'elles ont mis en avant; elles ne peuvent reculer, car elles nuiraient à leurs intérêts politiques et commerciaux. Il y a même plus, elles seront forcées de soutenir dans cette question ce que voudra la France. Notre pays doit reprendre sa place, se mettre à la tête d'une réforme sanitaire sage, logique et générale; ses intérêts lésés, sa position usurpée, tout lui en fait un devoir et même une nécessité.

Proposition formulée.

Article Ier. Les provenances de l'empire ottoman, de l'Egypte, de la Grèce, de la mer Noire, et des Régences, sont soumises à deux patentes : la patente nette et la patente brute.

Art. 2. La patente brute est délivrée par les autorités, aux navires qui quittent les pays ci-dessus lorsqu'il règne une épidémie de peste dans les lieux où ils ont opéré leur chargement.

Art. 3. La patente nette est délivrée lorsqu'il n'y a pas d'épidémie de peste.

Art. 4. Tout bâtiment de guerre ou paquebot à vapeur est soumis, passagers, équipage et navire : *avec pa-*

tente brute à 5 jours de quarantaine d'observation avec maniement des effets, soit à bord, soit au lazaret ; *avec patente nette* à 24 heures d'observation.

Art. 5. Tout navire marchand est soumis, équipage et marchandises : *avec patente brute*, à 10 jours de quarantaine d'observation avec maniement des effets et des marchandises à bord. Les personnes débarquées au lazaret ne subiront qu'une quarantaine de 5 jours. Avec *patente nette*, la quarantaine sera de 5 jours avec maniement des effets et des marchandises. Pour les personnes débarquées elle sera de 24 heures.

Art. 6. Tout bâtiment arrivant, avec ou ayant eu un cas de peste, ou même avec une maladie suspecte, est soumis à la quarantaine que lui imposera l'intendance de la santé.

Si ce projet était pris en considération et proposé aux autres puissances de l'Europe, il faudrait prendre le chiffre moyen du temps de voyage et en tenir compte. Ainsi pour Malte, avec les bateaux à vapeur, le terme moyen du voyage direct d'Alexandrie à Malte étant de 5 jours, avec patente nette, on devra fixer la quarantaine à 5 jours, et avec patente brute, à 10. De même à Livourne, à Trieste, selon la distance.

NOTES.

Extrait d'une demande et pétition faite au Ministre du commerce, par une société de Marseille.

« La moyenne pour un navire à voiles, venant d'Alexan-
« drie à Marseille, est de 30 jours, et de Constantinople de

« 40 jours, plus 40 jours de quarantaine. Comment lutter « contre le commerce de Trieste, dont les bateaux à vapeur « accomplissent la traversée en quatre fois moins de temps, « et qui désormais sera presque affranchi des quarantaines, « puisque, à l'instar des lignes anglaises, elle obtiendra que « les jours de navigation lui comptent comme séjour au « lazaret ; ces paquebots portent des marchandises. »

La même demande contient ce qui suit :

« Les dépenses et recettes de nos lignes de paquebots « sont à peu près égales pour 1841.

Transport des matières d'or et d'argent	187,000 fr.
Voyageurs.	1,213,000
Droit de transit sur les lettres étrangères,	1,289,000
Total des recettes,	2,689,000 fr.

« En 1842, plus de correspondance étrangère : la ligne « anglaise et autrichienne, directe, annulera ce produit; « ce sera un déficit de 1,289,000 francs pour 1842.

« Pour 1843, l'administration demande 5,000 000 ; le dé- « ficit sera plus grand. »

Extrait d'une lettre écrite par une maison de commerce de Marseille au Ministre du commerce.

« L'Angleterre vient d'établir des lignes directes pour « le Levant, et elle les affranchit presque des quarantaines, « en comptant les jours de navigation comme séjour au « lazaret.

« L'Autriche suit ses traces, et sa ligne de bateaux à

« vapeur, ainsi que la ligne anglaise, porte des marchan-
« dises.

« En 1841, les dépenses de nos lignes du Levant ont à « peu près égalé les recettes.

« En 1842, l'administration calcule les dépenses à « 2,596,081 fr. Mais dans cette année, supposant, comme « pour les années précédentes, les recettes égales aux « dépenses, il faudrait en retrancher le produit que les « lignes étrangères nous enlèvent, et qui était, en 1841, de « 1,289,000 fr., ce qui forme le chiffre du déficit.

« Mais pour 1843, l'État demande 5,000,000, n'établis-« sant qu'une ligne de plus, la ligne directe de Marseille à « Alexandrie, ce qui n'augmentera pas les recettes de « beaucoup. Le déficit sera de 2 1|2 à 3 millions.

Ces deux lettres ont été écrites par des personnes bien informées et qui demandaient une organisation nouvelle de nos paquebots, afin de couvrir le déficit et de lutter contre l'Autriche et l'Angleterre.

Extrait du journal la ***Presse***, 8 décembre 1842.

18,334 ardeps de marchandises (l'ardep varie de 96 à 105 k. suivant la nature du produit) arrivés sur 8 navires, à Marseille, ont coûté :

Portefaix, travail et quarantaine,	11,806 fr.
Droit de lazaret,	090
Sortie du lazaret,	7,546
Total.	28,442 fr.

Ce qui revient pour 2,400 ardeps déchargés au Lazaret

et rendus, après purification, sous le hangar de la douane, à 3,722 fr. A Malte, la même quantité de marchandises coûterait dans les mêmes conditions 1,285. Ce qui donne en faveur de Malte une différence de 2,437 par 2,400 ardeps, ou 18,518 fr. pour la totalité.

La première cause de ce déficit est l'interminable longueur de la quarantaine française qui ne commence qu'après le dernier ballot débarqué, tandis que la quarantaine de Malte commence avec le débarquement.

La seconde cause est dans le salaire des porte-faix : à Malte ils coûtent 2 fr. 50 c., à Marseille 4 fr. 50 c. On vous les impose à ce prix. Il en résulte que des navires rançais font la quarantaine à Malte, et prennent ensuite leur pratique pour Marseille.

FIN DU MÉMOIRE.

Ce Mémoire a été renvoyé au ministre du commerce par ordre de l'Académie de médecine.

DÉBATS.

Les académies. — Le ministre. — L'administration sanitaire. — Conclusion.

Le mémoire qui précède, basé sur des chiffres et des faits, ne devait pas manquer de subir une ou plusieurs attaques, sans compter les rapports des deux académies et les objections de leurs membres. C'est ce qui est arrivé. D'abord M. le ministre du commerce à qui j'avais envoyé, en 1841, copie des documents sur les provenances d'Alexandrie et sur la réforme des quarantaines, m'a honoré, non-seulement d'une réponse particulière qui pourra plus tard être très-utile, mais ensuite d'une réponse publique, lorsque, ne jugeant pas la réponse particulière satisfaisante, je rendis mon travail public. Après avoir parlé de ce qui s'est passé dans le sein de l'académie de médecine où l'on a cherché à semer le doute et la peur, je donnerai l'attaque de M. le ministre du commerce par devant l'académie des sciences.

Avant d'aller plus loin, je dois déclarer que toutes les fois que je nommerai M. le ministre du commerce et que je lui attribuerai telle ou telle chose, je le ferai seulement parce qu'il a posé sa signature sur des lettres dont il n'a pas compris la portée, et qu'il ne pouvait pas comprendre malgré tout le bon vouloir et tout le bon sens qu'il montre sur la question des quarantaines. On l'a trompé, et nous l'avertissons qu'on le trompera de nouveau. Or tout ce que nous adresserons de sévère au ministre, va droit à ceux qui ont surpris sa bonne foi.

Sur le rapport et la discussion à l'académie de médecine.

Une commission composée de MM. Royer-Collard, Keraudren et Londe, rapporteur, a été chargée par l'académie d'examiner mon travail. Elle vient de faire un rapport qui se termine ainsi : « Si les faits avancés par « M. Aubert étaient démontrés exacts, l'académie ne « pourrait qu'approuver les conclusions qu'il lui soumet. « Mais les moyens de contrôle nous manquent; en consé- « quence, nous proposons, pour toute conclusion, de voter « des remercîments à l'auteur. »

La discussion s'étant ensuite engagée, M. Rochoux demanda le renvoi au ministre, qui fut ordonné par rapport au doute de la commission, doute que le ministre pouvait dissiper. L'académie de médecine, par son vote, a déclaré mes conclusions admissibles si les chiffres et les faits qui en font la base sont vrais.

Je n'entrerai pas dans les détails, je renvoie aux comptes rendus de l'académie de médecine. Cependant je dois ici signaler les différents modes de procéder et protester contre plusieurs moyens tentés dans la discussion. Ce sont: 1° de porter la question sur le terrain scientifique au lieu de la laisser sur le terrain des faits et des chiffres ; 2° d'en appeler à la peur en criant bien fort que je demande l'abolition des quarantaines ; 3° de jeter le doute dans les esprits sur l'exactitude de mes documents.

Je me suis déjà expliqué sur ce qui regarde la question prise au point de vue scientifique, je crois avoir démontré aussi clairement que possible, dans la deuxième partie de mon mémoire, qu'une solution par ce moyen était de toute impossibilité; que c'était un cercle où l'on cherchait encore a enfermer les corps savants, et que s'ils ne le brisaient pas, ils n'arriveraient à rien. Les administrations contagionistes connaissent ce moyen ; aussi ont-elles soin de placer les questions sur le terrain scientifique. Là elles sont insolubles à l'avance. Pour ma part, je proteste contre toute discussion scientifico-théorique.

On a fait appel à la peur en disant que je demandais l'abolition des quarantaines : non, mille fois non. L'Autriche et l'Angleterre ayant par le fait annulé leurs quarantaines, avant tout, je demande que nous fassions comme elles ou qu'elles fassent comme nous. Peu m'importe l'un ou l'autre mode ; mais il faut une décision et je la réclame au nom de la santé publique de l'Europe compromise, au nom des intérêts français. J'avoue que j'ai été étonné de voir qu'il ne se soit pas trouvé des hommes dans l'Académie qui aient compris que telle était la question qui leur était soumise. Que tous les contagionistes de bonne foi se lèvent et posent nettement la question, qu'ils osent demander, au nom de la santé publique, que l'Angleterre et l'Autriche soient forcées de faire, outre le temps de voyage, non pas seulement 20 ou 15 jours de quarantaine comme en France; mais que toutes les puissances, la France comprise, outre le voyage, fassent 40 ou 50 jours de quarantaine; ils réclameront pour l'égalité des avantages, ils seront alors sur un terrain solide et l'on applaudira à leur esprit de nationalité. Contagionistes ou non, nous n'avons pas d'autre rôle pour le moment. Nous devons nous réunir afin d'obtenir pour la France une position au moins égale à celle des autres puissances : jusque-là, pas de discussion scientifique.

La troisième manière employée par les partisans de l'immobilité des quarantaines, c'est, comme je l'ai dit, de semer le doute. Autrefois les fauteurs de la contagion quand même, faisaient pendre, brûler ou exiler leurs adversaires par arrêt du parlement; aujourd'hui qu'ils sont reduits à l'impuissance et à l'agonie, sous le masque de la bonhomie et sous prétexte de santé publique, ils propagent le doute par paroles, mais non par écrit, ils s'en gardent bien. Ce qui prouve que le moyen est bon, c'est que le rapporteur de la commission, ses membres et beaucoup d'honorables académiciens se sont trouvés et ont parlé sous cette influence, tous ont été trompés. C'est là ce qui m'a engagé à écrire au rapporteur de la commission la lettre suivante qui a été communiquée dans son entier à l'Académie. Je crois qu'elle aura fait faire un grand progrès à la question des quarantaines. La voici textuellement .

A Monsieur le docteur Londe, rapporteur de la commission chargée par l'académie de médecine, de l'examen d'un mémoire sur la réforme des quarantaines et des lois sanitaires de la peste.

MONSIEUR,

En terminant votre rapport, après un résumé et une appréciation remarquable dont je vous remercie bien sincèrement, vous avez ajouté : « Les faits et les chiffres qui « font la base du travail de M. Aubert-Roche sont-ils in-« contestés ? ils ont été contestés par M. Sénac, commis-« saire du roi près la chambre des députés; de plus, il nous « est parvenu des renseignements qui pourraient faire « croire que, avec toute la bonne foi possible, M. Aubert a « pu être induit en erreur touchant la durée des quaran-« taines; or s'il a pu être trompé sur ce point, n'aurait-il « pu l'être sur d'autres ? »

Ces paroles, M. le rapporteur, prouvent les recherches que vous avez faites et les renseignements dont vous vous êtes entouré. C'est en effet la seule objection que l'on puisse opposer à mon travail, et vous le déclarez positivement en ajoutant que, « Si les faits avancés par M. Aubert sont « exacts, l'Academie ne peut qu'approuver les change-« ments qu'il propose. » Le premier corps médical de la France a, par un vote, sanctionné vos paroles. Grâces à vos efforts la question des quarantaines de la peste a fait un grand pas. Votre tâche est remplie ; mais votre impartialité m'en a donné une nouvelle, celle de prouver à l'Académie et à vous, Monsieur, que les faits et les chiffres sur lesquels j'ai basé mon travail n'ont pas été contestés, et que je ne me suis pas trompé sur le temps de la quarantaine.

J'ai l'honneur de vous transmettre le *Moniteur* du 20 juin 1843, où se trouve la discussion sur les quarantaines, soulevée à la chambre des députés par notre confrère M. Richond des Brus, et par M. le professeur Bouillaud. Dans cette séance, M. Sénac, loin d'avoir contesté les chiffres et les faits que j'ai posés, les a au contraire admis. J'avais envoyé à la chambre des députés les documents sur lesquels vous avez fait votre rapport ; ils appuyaient une pétition qui n'en était que le résumé et que je vous transmets ci-jointe. Cette pétition avait été distribuée à tous les députés et aux ministres. Les chiffres et les faits étaient donc connus. M. Richond des Brus les a récapitulés dans son discours. M. le ministre du commerce, loin de les nier, a dit qu'ils seraient l'objet d'un examen spécial du conseil supérieur de Santé. M. Mauguin ayant insisté, s'appuyant sur ces mêmes faits, M. Sénac, commissaire du roi, loin de les contester, a répondu : « Que les inconvénients signalés « auraient bientôt disparu par le double effet de la réduc- « tion des quarantaines et l'amélioration de l'itinéraire de « nos paquebots. » Ceci est certainement une acceptation et non une négation de mon travail. M. Sénac jamais n'a contesté à la chambre des députés les faits et les chiffres que j'ai donnés. On peut chercher dans le *Moniteur*, il n'y a pas une ligne, un mot, pas même une allusion contre mes recherches.

Ce que je viens de démontrer peut aussi servir de réponse à cette autre partie de votre objection, qui déclare que je me serais trompé de bonne foi sur le chiffre des quarantaines. On vous a donné un excellent moyen pour jeter le doute dans les esprits !

Mais pourquoi des suppositions, quand il s'agit de faits que l'on peut à chaque instant vérifier ? Dans ma pétition à la chambre, j'ai fait imprimer les chiffres, et je l'ai distribuée ; j'ai envoyé au ministre du commerce et à ses bureaux copie du travail sur lequel vous avez fait un rapport ; j'ai lu ce même travail à l'Académie des sciences, et toute la presse politique a reproduit mes chiffres ; j'ai fait imprimer au mois de mars 1843, dans la *Revue d'Orient*, tous les documents qui ont trait au temps de la quarantaine; *nul ne les a attaqués, nul ne les a contestés, nul n'a imprimé que je me trompais.*

Songez, M. le rapporteur, combien il serait facile de constater mes erreurs, si j'en avais commis. Il n'y a qu'à écrire à notre agent consulaire de Southampton ; il n'y a qu'à prendre les journaux anglais, on peut s'adresser aux agences des bateaux à vapeur ; il y a dans Paris plus d'une personne qui par elle-même a expérimenté les quarantaines anglaises et autrichiennes. Enfin dans la Société orientale, dont deux de vos collègues, MM. Louis et Cloquet font partie, dans cette Société qui compte plusieurs centaines de membres on aurait trouvé les renseignements les plus positifs. Du reste, j'ai moi-même provoqué une enquête dans cette Société, j'aurai l'honneur d'en transmettre le résultat à l'Académie. Les chiffres que j'ai donnés ont été publiés, il était facile de les vérifier, et nul ne les a niés ; c'est un fait incontestable et de notoriété publique.

Je sais que l'on a dit, mais sans oser l'imprimer, que je

me trompais sur le temps de la quarantaine pour les paquebots anglais, qu'il était de 20 jours et non de 14 comme je l'ai imprimé. Cela est vrai d'après le texte de la loi; mais n'ai-je pas prouvé, par le rapport de M. Hély d'Oissel, que le conseil privé du roi d'Angleterre applique cette loi selon son bon plaisir? N'ai-je pas cité un fait de débarquement à Southampton le dix-huitième jour après le départ? Une autre quarantaine de 14 jours après un cas de mort suspecte?

Supposez, M. le rapporteur, que ce chiffre de 20 jours soit certain : *mon erreur serait de quatre jours*, car j'ai porté le temps du voyage d'Alexandrie à Southampton à 16 jours. Vous avouerez que cette contestation n'est qu'une pauvre chicane : ce que l'on voudrait, c'est détourner l'attention de ce principe révolutionnaire qui déclare *que le temps du voyage sera compté comme temps de la quarantaine.* Je vous ferai aussi remarquer que, si j'avais commis cette grave erreur de 4 jours, la dernière ordonnance du ministre du commerce viendrait la détruire. Elle porte que la quarantaine avec patente brute sera de 15 jours avec Spolio. L'Angleterre ne manquera pas d'adopter cette mesure qui consiste à prendre un bain avant de quitter le bord. Or, comme j'ai compté 16 jours de voyage, il n'y aura pas en Angleterre de quarantaine avec patente brute. Ainsi, lors même que je me serais trompé il y a deux ans, ce que je nie, aujourd'hui je serais dans le vrai.

Une seule attaque sérieuse a été dirigée contre mon travail, elle a été publique. C'est dans une lettre de M. le ministre du commerce, adressée à l'académie des sciences insérées dans son bulletin en date du 11 octobre 1841. Cette lettre contenait deux faits récents qui s'étaient passés à Malte, et qui auraient prouvé, contrairement à ce que j'avais avancé, qu'un bâtiment arrivé sans attaques de peste en mer en aurait eu au lazaret après son arrivée. M. le gouverneur général de Malte, à qui je me suis adressé, m'a fait envoyer par le comité des directeurs du lazaret de Malte, le récit authentique des faits et les pièces qui prouvaient que M. le ministre du commerce avait été induit en erreur, que les faits étaient tronqués, et qu'ils rentraient dans la règle générale qui constate que tout bâtiment arrivé sans cas de peste en mer n'en a jamais eu après son arrivée. Ces pièces officielles sont déposées à l'académie des sciences, elles étaient accompagnées d'un mémoire explicatif que j'ai l'honneur de vous transmettre et qu pourra vous éclairer sur ce point.

M. Mérat, dans la discussion, ayant rappelé ces faits, M. Royer-Collard a répondu que je les avais contestés. Nullement; j'ai démontré, pièces officielles à la main, qu'ils avaient été tronqués et faussés. Il n'y a pas eu, comme l'a dit M. Royer-Collard, deux affirmations, ce qui force l'académie à douter, il y a eu preuve d'erreur d'un côté et de vérité de l'autre.

Ce qui précède, M. le rapporteur, doit vous convaincre que M. Sénac n'a jamais contesté, à la chambre des députés, les faits et les chiffres qui forment la base de mon travail; que les renseignements qui vous sont parvenus et qui pourraient faire croire, qu'avec toute la bonne foi possible, j'ai été induit en erreur touchant la durée des quarantaines, sont inexacts, et que c'est vous au contraire qui avez été induit en erreur.

Puis-je espérer, M. le rapporteur, que vous voudrez bien communiquer cette lettre à l'Académie, je l'attends de votre justice et de votre impartialité. Il vous est facile de vérifier, par les pièces ci-jointes, la vérité de ce que j'avance. Vous êtes, Monsieur, d'un caractère trop élevé et d'une portée d'esprit trop haute, pour ne pas reconnaître que, dans la question dont nous nous occupons, question aussi nationale que scientifique, les susceptibilités de l'amour-propre doivent se taire, et que les hommes doivent disparaître pour ne voir et ne faire triompher que la vérité. Je ne doute pas un seul instant que vous ne m'aidiez à fermer cette porte de salut que votre doute et vos paroles ont ouverte aux partisans du statu quo des quarantaines, à une opinion qui nuit à nos intérêts en Orient, et les sacrifie à l'Autriche et à l'Angleterre sur l'autel de la peur.

Veuillez, etc.

Après cette lecture, M. le rapporteur a déclaré qu'en effet il avait vérifié les pièces jointes à cette lettre, qu'effectivement M. Sénac n'avait nullement contesté mes chiffres ainsi qu'il l'avait avancé ; qu'il avait confondu ce qui avait été écrit par le ministre, à l'académie des sciences, avec ce qui a été dit par M. Sénac à la chambre des députés; que j'avais produit des pièces émanées des intendances sanitaires qui prouvent que M. le ministre a été induit en erreur ; enfin qu'il ne voyait nul inconvénient à ce que ma lettre fût aussi renvoyée au ministre.

Ainsi il est bien reconnu et bien constaté, que je ne me suis pas trompé, ni sur les chiffres, ni sur les faits. Que M. le rapporteur me permette de lui adresser les félicitations les plus sincères sur sa loyauté et sur sa bonne foi.

Attaque du Ministre du commerce pardevant l'académie des Sciences. — Réponse.

Pour compléter les renseignements sur la question des quarantaines, je crois devoir donner la lettre du Ministre et ma réponse. Du reste, ceci est grave, un démenti officiel a été donné à mes travaux en pleine académie des Sciences, il a eu beaucoup de publicité et ma réponse avec les pièces à l'appui n'en a pas eu autant. Il est vrai que je ne suis pas Ministre...... Voici la lettre.

A Messieurs les membres de l'académie des Sciences.

MESSIEURS,

M. le docteur Aubert a soumis il y a peu de jours à l'académie des Sciences un mémoire sur les quarantaines, qu'il avait précédemment adressé à mon ministère. L'académie aura sans doute remarqué que le système de quarantaine proposé par ce médecin a pour point de départ la détermination de la plus longue durée que l'on puisse attribuer à la période d'incubation de la peste. Cette durée, s'il était possible de la constater d'une manière certaine, serait en effet la mesure du temps de séquestration ou de quarantaine que devraient subir les provenances des pays suspects de peste. Aussi l'administration a-t-elle cherché à obtenir, depuis plusieurs années, des notions positives à cet égard. Malheureusement les faits et les opinions qu'elle a recueillis ne conduisent à aucun résultat que l'on puisse considérer comme définitif.

Je désirerais que la commission qui a été nommée par l'académie pour examiner le travail de M. Aubert, pût présenter sur cette question des conclusions qui laissassent aucun doute dans les esprits.

Je serai très-empressé à lui faire communiquer tout ce que mon ministère possède de documents relatifs à l'objet dont elle doit s'occuper. Dès à présent, je crois devoir mettre sous ses yeux les extraits de deux dépêches, l'une de l'intendance sanitaire de Marseille, l'autre du consul de France à Malte, concernant des cas de peste, observés au lazaret de cette île, et qui paraissent avoir quelque importance pour la question qu'il s'agit de résoudre.

(Les faits sont textuellement rapportés dans ma réponse).

Signé CUNIN-GRIDAINE, ministre du commerce.

Cette lettre ministérielle qui donnait un démenti formel à ce que j'avais avancé et qui détruisait toutes mes conclusions, fit un certain effet; on douta, c'est ce que l'on voulait; avant d'avoir la certitude du contraire, il fallait du temps, mais le coup était porté. La preuve qu'il était bien dirigé, c'est que M. Mérat, ignorant ce qui s'était passé un an après, est venu avec bonne foi dire à l'Académie de médecine que le gouvernement avait contesté mes faits.

En réponse à cette lettre ministérielle, j'écrivis à l'académie des sciences pour lui demander le temps de prendre des informations et l'engager à en prendre elle-même. J'écrivis au gouverneur de Malte, et bientôt je reçus une réponse avec envoi des pièces authentiques dont je parlerai dans ma réponse au ministre. Voici d'abord la lettre d'envoi.

Comité de santé de Malte.

VALETTE, 24 décembre 1842.

Son excellence le président et les membres du comité à M. AUBERT-ROCHE, *docteur en médecine.*

MONSIEUR,

Son excellence le gouverneur ayant soumis au comité de santé votre lettre portant la date du 23 mai dernier, mais reçue par son excellence le 15 novembre, nous avons l'honneur de donner réponse à vos questions. (Suivent mes questions, répétées avec indication des pièces qui y répondent et qui me sont envoyées).

Signé ; Bomeni, Grecg, E. Bonaria, M. V. Liébénns, G. V. Portelli, G. B. Schembi.

L'original de cette lettre et les pièces ont été déposés sur le bureau de l'académie des sciences, avec le mémoire suivant.

RÉPONSE A LA LETTRE DE MONSIEUR LE MINISTRE DU COMMERCE.

A Messieurs les membres de l'Académie des Sciences.

Au mois de septembre 1841, j'ai eu l'honneur de présenter aux Académies des sciences et de médecine un mémoire sur la réforme des quarantaines et des lois sanitaires de la peste. Ses conclusions étaient celles-ci :

1° Que si la peste a dû se montrer après l'arrivée, elle a toujours éclaté pendant la traversée ;

2° Que les bâtiments arrivés sans attaques, venant même d'un foyer épidémique, n'ont jamais eu d'attaques en quarantaine;

3° Que les marchandises des bâtiments sans attaques n'ont jamais communiqué la peste dans les lazarets;

4° Que, s'il existe un foyer de peste à bord, il éclate toujours en mer, et qu'il est facile de le dissiper;

5° Que la période d'incubation n'a jamais passé 8 jours à dater du jour du départ.

De ces conclusions appuyées sur une expérience de cent vingt-quatre ans et soixante-quatre faits authentiques recueillis dans les archives des lazarets et les dépêches ministérielles, je tirai cette rigoureuse conséquence : que tout bâtiment arrivé sain peut être mis en libre quarantaine le neuvième jour après son départ.

Cependant, pour rassurer les esprits effrayés par le mot peste, pour ne pas froisser des intérêts particuliers et des amours-propres, j'ai pensé qu'il était bon de se départir du principe que les faits et l'expérience avaient rigoureusement posés, et de faire des concessions dans l'intérêt même de la solution de la question.

Ces propositions et ce travail avaient pour but l'utilité générale, puisque je signalais l'abolition des quarantaines en Angleterre, et qu'entrant forcément dans des détails administratifs et commerciaux, je montrais cette puissance enlevant à la France les avantages de sa position géographique, et quel dommage notre pays allait subir si on laissait nos quarantaines dans l'état actuel.

La portée de la communication de ce mémoire a été bien vite comprise, et, à ce sujet, le ministre du commerce a signé une lettre qui a été envoyée à l'Académie des sciences et qui est insérée dans son Bulletin, en date du 11 octobre 1841.

Cette lettre, adroitement rédigée, est destinée, d'abord

détourner l'esprit du point principal de la question, en appelant l'attention sur la période d'incubation, qui est le côté purement scientifique, tandis que j'ai porté la question des quarantaines sur un terrain tout autre. Je ne suis pas venu dire aux académies de décider si la peste est contagieuse ou non, quelle est la longueur de la période d'incubation; mais bien, si les quarantaines sont utiles ou non, et quels changements doivent être apportés aux lois sanitaires, en se basant sur les faits, les chiffres, l'expérience, et en admettant même la contagion de la peste. Enfin, cette lettre qui contient deux faits présentés en opposition à ceux que j'ai constatés, et qui leur donnent un démenti formel, ont été peut-être trop facilement accueillis; ils sont loin d'avoir la portée qu'on aurait voulu leur attribuer, car ils ont été mutilés et arrangés.

J'ai l'honneur de déposer sur le bureau de l'Académie des sciences les pièces qui suivent *pour être opposées* à la lettre de M. le ministre.

N. 1. Le rapport officiel fait au surintendant de la santé par le médecin principal du lazaret de Malte : imprimé.

N. 2. Une lettre officielle du président et du comité de santé de Malte répondant à des questions que j'avais posées dans une lettre adressée au gouverneur général de Malte.

N. 3. La circulaire du président et du comité de santé de Malte aux intendants de la santé publique de Marseille, et d'où a été extrait le fait du brick le Mabrouck-Giorgina.

N. 4. La déclaration du capitaine de ce bâtiment au capitaine du port.

N. 5. La patente de santé délivrée à Alexandrie.

N. 6. Une lettre du médecin principal au sous-intendant de la santé sur le cas du Mabrouck-Giorgina.

On ne peut élever le moindre doute sur l'authenticité de ces pièces toutes contre-signées par l'autorité sanitaire, elles m'ont été officiellement transmises sous le cachet du comité de santé, à la demande du gouverneur général de Malte.

De la comparaison des faits.

Examinons les faits contenus dans la correspondance du ministre du commerce.

A chaque paragraphe, j'opposerai les documents officiels, envoyés de Malte, afin que chacun constate clairement comment les faits ont été mutilés et arrangés.

La lettre ministérielle s'exprime ainsi :

« Le 5 juin dernier, j'ai annoncé à votre excellence « l'existence de la peste au lazaret de Malte, où elle avait « été apportée par un bâtiment turc chargé de hadjis. J'ai « tenu l'intendance de Marseille constamment informée « des phases de la maladie, qui s'est arrêtée pour le bâtiment « turc après la mort de sept individus, dont trois hadjis, « trois marins et un batelier maltais, et, pour le navire « autrichien, après la mort de deux hommes, l'un pas« sager, l'autre matelot. »

On remarquera que deux bâtiments chargés de hadjis sont notés; l'un est turc, l'autre autrichien; dans les documents qui m'ont été envoyés, il n'est pas question de ce dernier navire. Il n'a pas existé, ce qui prouve l'*exactitude* des renseignements donnés à nos autorités consulaires.

Pour le bâtiment turc, la phrase est obscure, ambiguë ; la lettre dit que la peste a été apportée par ce bâtiment et non qu'il est arrivé avec elle. Si j'entre dans ces détails, c'est qu'ils sont nécessaires; les partisans des quarantaines ou plutôt les conservateurs de ces abus se réfugient toujours dans des discussions de cette nature, il faut les y devancer afin de détruire leurs refuges. On travaille, je le sais, pour rencontrer des faits qui viennent renverser la base de la nouvelle organisation que j'ai posée.

La correspondance ministérielle présente le fait du bâtiment turc comme étant dans ce cas. Cependant, elle aurait dû dire comme le rapport officiel du docteur Gravagna (page 4) : « Le 26 mai, à son arrivée, le capitaine du brick « turc a déposé qu'il lui était mort un pèlerin en route et « qu'il avait deux malades à bord ; que lui, médecin, les « avait visités, et n'avait trouvé aucun signe extérieur « de peste. Que le 28, l'un des deux était mort, plus une « femme de quatre-vingts ans ; qu'il était mort aussi un « autre pèlerin malade depuis cinq jours (donc, on cachait « les malades) ; enfin, que ce même jour il avait visité un « marin qui avait la fièvre, qui ne pouvait se soutenir et « qui avait un bubon pestilentiel à l'aine gauche. Le 29, « celui des deux malades déclarés le jour de l'arrivée, et « qui n'était pas mort, fut trouvé avec un bubon à l'aisselle « gauche. »

Par conséquent, la peste était à bord avant l'arrivée du bâtiment ; de plus, il est certain que l'individu mort en route a succombé à une attaque de peste. Le rapport dit positivement, (page 6, ligne 25) *sur un, la maladie s'est déclarée pendant le voyage*. La preuve que les choses se sont passées ainsi et qu'elles étaient connues du correspondant ministériel, c'est qu'il signale 7 morts de peste comme dans le rapport du Médecin de la Santé, et que, dans l'un et l'autre cas, on y comprend l'individu mort dans la traversée. Ce fait que l'on cherchait à nous opposer rentre donc dans ceux que nous avons cités et qui démontrent, que si la peste a dû se montrer après l'arrivée, elle a toujours éclaté dans la traversée.

Mais continuons l'examen de la lettre ministérielle, qu'il est bon d'apprécier pour l'étude de la question des quarantaines.

« La maladie a donné lieu à quelques considéra-« tions très-importantes. Jusqu'ici l'on avait remarqué « qu'il n'y avait plus de nouveaux cas une fois le bâti-« ment ancré dans le port, d'où l'on inférait que la peste « n'était pas contagieuse loin du foyer de l'infection. « Cette fois, des individus arrivés sains ont vu la maladie « se déclarer chez eux plusieurs jours après leur entrée « au lazaret. »

S'il est possible, que des personnes aient fait la remarque que jusqu'ici il n'y avait plus de nouveaux cas de peste, une fois le bâtiment ancré dans le port, ils auraient mal observé ; mais comme la lettre a été écrite à mon sujet, il est juste que je prenne pour moi ce qu'elle contient, et que j'y réponde en rétablissant les faits.

Il est vrai que la peste s'est déclarée dans le lazaret sur des individus débarqués sains. Le 4 juin eut lieu une nouvelle attaque, et le 6, quatre autres. Mais le rapport officiel dit (page 7, ligne 8) : « Le débarquement des Had-« jis et le Spoglio ont duré depuis le 29 mai jusqu'au « 5 juin. Ceux qui avaient contracté la maladie avant ou

« durant ce temps ne pouvaient pas être sauvés par l'effet « des précautions prises après la contractation de la maladie Je suis intimement convaincu (c'est toujours le « médecin du lazaret qui parle : il est contagioniste) que « les cinq individus sur lesquels la maladie se manifesta « après le 3 juin, l'avaient déjà à l'état d'incubation. Le « dernier attaqué fut le fils du capitaine, et cela le 6 juin « au soir ; il pouvait avoir contracté la maladie cinq ou « six jours avant, c'est-à-dire pendant que les mesures de « dépuration n'étaient pas encore terminées. »

Cela est bien différent de ce que voudrait donner à entendre la correspondance ministérielle. J'ai écrit : des foyers de peste peuvent se former à bord des navires, se transporter, donner la peste, mais ils éclatent toujours en mer, et peuvent facilement être dissipés, par exemple, par le fait seul du déchargement. Enfin j'ai constaté ce résultat par l'expérience, que les marchandises des bâtiments sans attaques n'ont jamais communiqué la peste dans les lazarets ; or, le récit officiel confirme non seulement ce que j'ai avancé, mais plus encore.

Je n'ai jamais dit que quand vous seriez débarqué, lors même que vous auriez pris la peste à bord, qu'elle serait chez vous à l'état d'incubation, votre débarquement seul anéantirait le germe qui est en vous, ce qui serait contraire à toutes les règles du bon sens et de la physiologie. Le fait, tel qu'il s'est passé, prouve, qu'il n'y a pas eu d'autres cas de peste que ceux qui ont été contractés à bord dans le foyer d'infection ; que ces cas se seraient déclarés dans une période de temps assez courte, six jours au plus ; que la peste n'a atteint personne à terre, car elle ne s'est pas communiquée à d'autres dans le lazaret, et cela va trouver une confirmation nouvelle dans ce qui suit. Le correspondant ministériel continue ainsi :

« Mais ce qui est plus grave, un batelier Maltais qui « avait aidé au débarquement des Hadjis et de leurs effets, « a pris la peste en se mettant en rapport avec les passa-« gers Il avait aidé au Spoglio , qui avait commencé « *le 27 au matin*, et avait été terminé le même soir. Il « avait subi cette opération lui-même , et n'avait plus été « en contact avec des suspects. Cependant , le 7 juin un « bubon se montre, et le 10 le batelier succombe. »

A ce récit, j'opposerai le rapport officiel (pag. 7, lig. 31). J'appelle l'attention sur les chiffres, *ils sont très-instructifs.*

« Plusieurs gardiens sanitaires se sont mis en contact avec « les Hadjis ou pélerins. Le 28 mai , deux bateliers eurent « plusieurs rapports avec eux, leur fournissant de l'eau, et « un de ceux-ci était Jean Cauchi, jeune homme de 24 ans, « d'une constitution robuste et florissante, en état de « pleine santé. Il eut communication avec les Hadjis de-« puis le matin jusqu'au soir 28 mai , et de plus, le 28 , il « n'eut plus aucune communication avec les susdits. Le « 6 juin, Cauchi me fit voir dans la région dorsale un petit « furoncle avec un point suppurant au milieu. J'ai su que « le furoncle était apparu trois jours avant. Le lendemain, « le furoncle s'agrandit; la nuit, Jean Cauchi eut la fièvre, « des douleurs de tête , des vertiges , des vomissements ; « sa marche était titubante. » C'était la peste. Le 8 , les symptômes augmentèrent; le 9 , le furoncle prit l'aspect d'un charbon ; un bubon apparut sous l'aisselle gauche. Le 11, à quatre heures du matin, le batelier était mort.

Les dates constatent donc que, pendant un jour , *le* 28

mai, le batelier a été à bord, puisque le Spoglio et le débarquement ont commencé le 29 et non le 27 ; qu'il fournissait de l'eau à bord et qu'il n'a pas aidé au débarquement ni au spoglio, comme le dit le correspondant ministériel ; il a donc contracté la peste à bord, dans le foye même d'infection; certes, pour qui a vu uu bâtiment turc, surtout lorsqu'il y a 180 pèlerins à bord, comme sur celui dont nous nous occupons, le foyer de peste, puisqu'il existait, devait être violent.

Mais il y a quelque chose de très-grave ici : *les chiffres ne s'accordent pas*. Selon la lettre ministérielle, le 27 mai eut lieu la communication, et le 7 juin la peste se déclara par un bubon. Or, en admettant que cette manifestation n'ait eu lieu que le 7 au matin, on trouverait une période d'incubation de dix jours et demi, tandis que le rapport officiel de la santé dit : le 28 eut lieu la communication, et le 6, Jean Cauchi fit voir dans la région dorsale un petit furoncle datant de trois jours; ce qui met au 3 juin le développement des premiers symptômes extérieurs, et porte la période d'incubation à six jours, et non à dix jours et demi, comme on l'aurait désiré.

Sans commentaire aucun, je signale aux hommes de bonne foi ces erreurs de chiffre.

Enfin, terminant la dépêche ministérielle, le correspondant ne peut s'empêcher de dire que ce fait a produit une vive impression à Malte, ce qui est possible ; mais les trois journaux de Malte en ont à peine parlé : « Ce cas, ajoute-« t-il, est interprété par les contagionistes et les non-con-« tagionistes qui opposent aux premiers le père du batelier « qui l'a soigné pendant sa maladie, et le grand nombre de « ardiens de service auprès des pèlerins infectés, sans

« qu'ils aient pris la peste. » Or, cela prouve clairement que la peste ne se contracte que dans le foyer d'infection et non par le contact des objets et des malades.

Ainsi, ce fait aussi authentiquement constaté que possible, et que l'on cherchait à m'opposer en le tronquant et en faussant les chiffres, vient au contraire s'ajouter à ceux que j'ai cités et corroborer toutes les conclusions que j'ai présentées à l'Académie.

Passons maintenant à la seconde histoire de peste, contenue dans la lettre du ministre du commerce à l'Académie des sciences.

« Le comité de santé de Malte, par une circulaire en date « du 5 août, annonce l'arrivée dans le lazaret de cette île, « le 8 juillet, de soixante-douze nouveaux pèlerins musul- « mans, venus d'Alexandrie sur le brick ottoman le Ma- « brouck-Giorgino, capitaine Jnhamed-Hadded; l'état de « ce navire paraissait ne devoir inspirer que peu d'inquié- « tude, puisque, pendant une traversée de trente-sept jours, « il n'avait eu ni morts, ni malades, sauf cinq pèlerins at- « teints seulement d'affections chroniques, constatées telles « par les médecins attachés à l'intendance sanitaire. Ce- « pendant, dans les journées des 13, 18 et 21 juillet, trois « individus sont morts, savoir, deux pèlerins et un mate- « lot. On n'a remarqué sur eux, soit avant, soit après leur « décès, aucun symptôme, aucune marque de peste. Mais « le 24, c'est-à-dire seize jours après, l'arrivée de ce bâ- « timent, un autre de ses matelots tombe malade et meurt « le jour suivant, et celui-ci, outre les symptômes les plus « caractéristiques de la contagion, qu'il avait présentés « pendant sa courte maladie, avait un bubon pestilentiel à

« l'aine gauche. Ce navire, de même que ses passagers, est « l'objet des mesures de précaution les plus sévères. »

Voilà un fait bien concluant! une période d'incubation de seize jours bien déterminés; la peste au lazaret sans cas antécédent en mer.

A cette histoire envoyée au ministre par l'intendance de Marseille, j'opposerai 1° la circulaire elle-même du comité de santé de Malte où cet extrait a été puisé (n. 3); 2° la patente de santé du bâtiment le Mabrouck (n° 5); 3° la partie de la lettre du surintendant de la santé et des membres du comité qui a rapport à cette patente (n° 2) (1).

N° 3. *Comité de santé de Malte-Valette*, 5 *avril* 1841.

Son excellence le président et les membres du comité aux intendants de la santé publique de Marseille :

« Messieurs,

« Nous avons l'honneur de vous informer que le 8 juill « dernier est arrivé dans ce lazaret le brick ottoman nommé « Mabrouck-Giorgino, capitaine Jnhamed-Hadded, avec « quinze personnes d'équipage et soixante-douze pèlerins; « il est venu d'Alexandrie en trente-sept jours, son char- « gement consiste en fèves et objets manufacturés de Tur- « quie, il doit passer sa quarantaine dans cette île.

« Le capitaine, à son arrivée, a déposé qu'il ne lui était « mort personne durant le voyage, mais qu'il avait à bord « cinq pèlerins malades anciens (*ammalati cronici*). Ils fu- « rent immédiatement visités par le médecin de la division « sanitaire; il dit n'avoir rien trouvé qui pût faire suspecter « leur maladie de contagion.

(1) Voir les pièces en italien déposées à l'Académie des Sciences.

« Depuis le jour de son arrivée, ce bâtiment est traité « avec une grande rigueur, tous les pèlerins ont été dé- « barqués à l'hôpital de peste avec les précautions sanitaires « les plus rigoureuses. Les marchandises susceptibles ont « été également débarquées dans les magasins du lazaret, « et l'on a déjà commencé les opérations de désinfection.

« Dans les journées des 13, 18 et 21 juillet sont mortes « trois personnes, savoir, deux pèlerins et un marin du bâ- « timent. Les symptômes de leur maladie n'ont donné, « soit avant, soit après la mort, aucun signe de la conta- « gion.

« Cependant, dans la journée du 24, un autre marin fut « malade *à bord*, il mourut le jour suivant. Comme sa mort « fut précédée de symptômes fortement suspects, on fit « visiter le cadavre par une commission de médecins, la- « quelle, conjointement avec le médecin de la santé, re- « connut à l'aine gauche un bubon pestilentiel. De cette « date, aucun nouveau cas ne s'est manifesté, les pèlerins « et les mariniers de la barque continuent à jouir d'une « bonne santé, comme aussi les gardiens et les portefaix « préposés à la désinfection du chargement.

« Le brick ottoman et les pèlerins ont purgé la quaran- « taine qui leur était prescrite et ont été mis en libre pra- « tique le 30 juillet dernier, à l'exception des convalescents « et des personnes affectées à leur service.

« Nous avons l'honneur, etc.

« Pour copie conforme, Bonaria, surintendant, etc. »

PATENTE DE SANTÉ.

N° 5. « Le magistrat de la santé d'Égypte certifie que le « brigantin ottoman, le Mabrouck-Giorgino, commandé « par le capitaine Jnhamed-Hadded, part du port vieux en « pratique pour Malte avec un équipage de quinze per- « sonnes, le capitaine compris, et soixante-deux passagers, « en tout soixante-dix-sept personnes. N° 77.

« Pour ce qui a rapport à la santé publique, il y a jour- « nellement dans la ville des accidents de peste.

« Alexandrie, 2 juin 1841. Pour l'intendant mensuel,

« Par ordre supérieur pour le secrétaire.

« L.-S., *a signé*, E. BONINI.

« Le susdit capitaine a embarqué six passagers, ce qui « forme une totalité de quatre-vingt-trois personnes. N. 83. « Comme plus haut (L.-S.). »

Partie de la lettre que le surintendant et le comité de santé de Malte m'ont adressée.

N° 2. *Troisième question* — « Le bâtiment était-il muni « d'une patente de santé? Portait-elle exactement le chiffre « des passagers et de l'équipage? Combien étaient-ils au dé- « part? Combien à l'arrivée ?

« En réponse nous vous envoyons la patente dont le « bâtiment était pourvu, elle diffère dans les chiffres. « Cette patente porte 68 pèlerins et 15 personnes d'équi- « page, tandis que ce bâtiment est arrivé ici avec 72 pèle-

« rins (1) et 16 personnes d'équipage, le capitaine compris.
« Nous devons dire cependant que dans des circonstances
« semblables, que les bâtiments soient Turcs ou Euro-
« péens, le nombre des personnes à bord n'est jamais celui
« porté sur les patentes.

Quatrième question. — « La patente est-elle signée par « une autorité turque ou européenne ? Quel est le nom du « signataire ? Peut-on s'assurer de l'authenticité de la « signature ?

« La copie ci-incluse de la patente paraît avoir été si-« gnée par un européen; mais on ne peut en garantir la « validité. La patente est contre-signée par ordre de l'au-« torité supérieure, par un secrétaire; mais son nom est « couvert d'une tache qui en rend les lettres invisibles. »

Que désire rencontrer l'auteur de la lettre ministérielle?

1° La peste au lazaret sans cas antécédent en mer ?

2o Une période d'incubation de 16 jours.

Après la lecture de la patente de santé du bâtiment et les réponses des intendants du comité de Malte, qui oserait affirmer qu'il n'y a pas eu de mort en route?

Le bâtiment a mis d'Alexandrie à Malte 37 jours de traversée, il est arrivé avec 87 individus, et la patente signée le jour du départ n'en porte que 83; il y en a donc 4 de plus : qui nous dit qu'il n'y en avait pas 88 ou 90 ?

Le capitaine a déclaré qu'il n'y avait pas eu de mort en

---

(1) Il y a ici une erreur du copiste, car partout ailleurs les pièces officielles disent 15 personnes d'équipage, capitaine compris, et non 16.

route, ce qui est possible ; mais peut-on se fier à la parole d'un capitaine Turc qui ne croit pas à la contagion de la peste et qui connaît les suites fâcheuses d'une déclaration de cette nature. Equipage et passagers, tous ont les mêmes convictions et les mêmes craintes. On peut être certain que s'il y a un cas de mort en mer, il ne sera jamais possible de le savoir.

La patente seule portant le chiffre exact des individus embarqués, pourrait dire s'il y a eu des morts en route : mais cette patente est non-seulement inexacte, bien plus, je la crois fausse ou pour le moins falsifiée. Ce qui pouvait garantir son authenticité, c'était la signature de l'intendant mensuel de la santé d'Alexandrie; or, signe pour lui un M. E. Bonini. Le comité et le surintendant de la santé de Malte ne peuvent confirmer la validité de cette signature ! Au-dessous se trouve apposée par ordre d'une autorité supérieure probablement turque, une seconde signature sur laquelle se trouve une tache qui en rend les lettres invisibles; la personne qui a signé deux fois pour le secrétaire de la santé d'Alexandrie, a trouvé moyen, chaque fois, de rendre par une tache son nom illisible !

C'est une fourberie, et je ne crois pas être trop sévère en qualifiant ainsi ce fait. Je connais les usages du comité d'Alexandrie: si par hasard l'intendant de la santé ne signe pas, le secrétaire signe toujours.

Il est donc impossible de prouver s'il y a eu ou non des cas de mort en mer, et le fait du bâtiment le *Mabrouck* ne peut être opposé à l'expérience qui constate : que tout bâtiment qui a eu des cas de peste au lazaret en a eu antécédemment en mer.

Ici devrait cesser, pour ce qui a rapport à l'attaque du

ministre, toute défense, puisque le fait est erroné : mais il reste à examiner si la peste s'est déclarée 16 jours après l'arrivée et s'il y a eu une période d'incubation de 16 jours, enfin si cette maladie est véritablement la peste.

Pour bien éclaircir ces questions, il faut lire avec attention la lettre du docteur Gravagna, médecin principal de la Santé; sa lettre, comme il le dit, a été écrite en réponse à mes questions, adressée au surintendant de la Santé et au comité qui me l'ont envoyée officiellement.

J'extrais textuellement de cette lettre les phrases qui suivent :

« Pendant le voyage (du bâtiment le *Mabrouck*), trois « hadjis avaient été atteints de fièvres, ils avaient eu « des vomissements et des douleurs de tête, ils ont été « malades pendant 10 jours; deux paraissaient convalescents, le troisième avait encore la fièvre à l'arrivée. « Le 15 juillet, j'ai visité 2 marins malades depuis 2 jours, « forte fièvre, gastro-encéphalite, tous deux déliraient ; « langue sale ; bouche sèche, douleur lancinante dans la « tête ; grande prostration de force ; l'un mourut et l'autre fut guéri le onzième jour ; le 19, nouveau cas semblable. Tous ces individus ayant été inspectés, je n'ai « remarqué aucun signe *extérieur* de peste. Le 24 juillet, « je visitai un autre marin malade (suit la description de « la maladie), le 25 au matin je demandai une consultation « médicale, le marin était mort; on visita le cadavre et « tous les médecins furent d'opinion collective que c'était « la peste (suivent ensuite de longues dissertations).

En terminant sa lettre au surintendant de la Santé de Malte, le docteur Gravagna parle des pestes sans symptômes extérieurs et dit : « J'ai mis cela pour en déduire

« la conséquence que les deux marins qui tombèrent ma- « lades, le 15 juillet, à bord du brigantin le *Mabrouck*, avec « une fièvre grave et délire, et dont un mourut en 3 jours, « l'autre guérit, que, ces deux malades avaient bien pro- « bablement la peste sans signes extérieurs. Je veux aller « plus loin : à son arrivée le brigantin *Mabrouck* avait 5 « pèlerins malades dont 3 avec fièvre; je ne puis dire que « c'était de la peste qu'ils étaient malades, mais ils pou- « vaient bien l'être et dans ce cas elle aurait été bénigne. »

Ainsi, d'après les médecins, le cas du 24 était bien de peste et l'on voit quelle filiation lui est attribuée par le médecin principal, qui par conséquent, met la peste à bord avant l'arrivée, et nie une période d'incubation de 16 jours. On peut juger maintenant quelle est la valeur de ce fait en présence des pièces officielles.

L'intendance sanitaire Marseille ou l'administration sanitaire avait reçu la circulaire de Malte, imprimée plus haut et qui dit : Le 24, un autre marin fut malade *à bord*, il mourut le jour suivant; comme la mort fut précédée de symptômes fortement suspects, on fit visiter le cadavre par une commission de médecins qui reconnut un bubon pestilentiel à l'aine.

Je ferai remarquer que la circulaire du comité de santé de Malte était la seule pièce que possédait l'administration, et qu'elle n'avait pas le rapport du médecin principal ; or, dans la lettre ministérielle, le fait rapporté et envoyé de Marseille dit que le malade avait présenté les symptômes les plus caractéristiques de la contagion. Le ministre dit : c'est la peste.

Voyez la progression. — Circulaire du comité de santé de Malte : Symptômes fortement suspects; après la mort,

9

un bubon pestilentiel. — Lettre de l'intendance de Marseille : Symptômes les plus caractéristiques de la contagion ; après la mort, un bubon pestilentiel. — Lettre du ministre du commerce : Cas de peste.

D'après la circulaire de Malte, si l'administration française eût été sage, elle aurait dû déclarer le cas du Mabrouck suspect, et si elle avait examiné la date de la sortie de quarantaine des pèlerins, qui eut lieu le 30 juillet, elle aurait vu qu'ils n'avaient fait que la quarantaine ordinaire de vingt jours, après le débarquement, ce qui lui aurait donné à penser que le comité de santé de Malte regardait ce cas seulement comme fortement suspect, malgré la déclaration des médecins.

Nos administrations sanitaires ont trop de tendance à voir partout la peste et à transformer en certains, les cas douteux.

Voici encore un nouveau fait que l'on désirerait exploiter ; je le cite, parce qu'il vient à l'appui de ce que je dis, et que je crois devoir mettre obstacle par la publicité à tout ce qui pourrait obscurcir la vérité. Le *Lycurgue*, bâteau à vapeur français, est arrivé à Malte, le 14 juillet 1842, venant de Constantinople. Le 27, un passager fut indisposé; le 30, l'indisposition redoubla; à midi, le malade se sentit plus faible; à cinq heures, il fut pris d'un violent accès et mourut rapidement. Il n'y avait pas d'autres malades parmi les passagers. A l'examen du cadavre, on trouva deux élévations, l'une à la cuisse, l'autre au bras gauche. Huit médecins anglais et maltais, dont cinq avaient vu la peste, soit au lazaret, soit en Orient, se réunirent, examinèrent le cadavre, pesèrent les circonstances de la maladie. Ils firent à l'unanimité cette déclaration : qu'il n'y avait pas de motifs suffisants pour qualifier la maladie de peste, mais qu'ils la considéraient comme suspecte.

Cela est clair et précis, surtout si l'on sait que, dans les lazarets, il est d'usage de qualifier de suspecte toute maladie tuant rapidement ; donc, de l'avis de huit médecins, ce n'était pas la peste.

Mais veut-on savoir ce que fait l'administration sanitaire en France ? Sans avoir rien vu, de sa propre autorité, elle déclare le cas comme étant de peste, afin de pouvoir plus tard en tirer des conséquences par rapport à la période d'incubation et opposer ce fait à ceux que j'ai cités. Si l'on en doute, que l'on s'adresse à l'Académie de médecine, où se trouve la lettre du ministre du commerce, et le rapport officiel des médecins de Malte.

J'ai présenté une série de faits, des chiffres, le résultat d'une longue expérience, et j'en ai tiré les conséquences naturelles ; il n'y avait qu'un seul moyen fort simple pour renverser tout ce que j'avais avancé, c'était de présenter des faits contraires ; n'en trouvant pas, on en a arrangé ; on doit même le faire encore : c'est un parti pris. S'il le faut, on en fabriquera de toutes pièces et revêtus de la signature du ministre ; on les présentera à tous les corps savants, afin de jeter du doute dans les esprits et d'empêcher toute solution. J'ai l'honneur d'en avertir M. le ministre.

Dans une discussion aussi grave et aussi importante que l'est celle des lois sanitaires, on devrait agir avec plus de franchise ; c'est ce qui n'a pas lieu : la correspondance ministérielle a transmis des faits qui ont été arrangés, afin de présenter une période d'incubation de 16 jours et des bâtiments sains frappés de peste après leur arrivée, l'un d'eux 53 jours après son départ. Sans doute, on n'aura pas réfléchi aux conséquences de tels faits; on ne s'est pas aperçu que, donner à la peste une période d'incubation de 53 jours, à dater du départ, c'est demander un temps plus étendu de quarantaine pour les passagers, qui mettent aujourd'hui 35 jours pour venir d'Alexandrie ou de Constantinople, et qui, le 1er janvier 1843, ne mettront plus que 30 jours; que, pour être conséquents avec ces faits, s'il n'étaient pas erronés, il faudrait, au nom de la France menacée par la peste, solliciter une augmentation du double au moins des quarantaines actuelles. A-t-on réfléchi que les paquebots anglais ne mettent que 16 et 17 jours d'Alexandrie et de Constantinople à Liverpool, le temps de la quarantaine comprise; que les paquebots du Danube, ne comptent que 21 jours de Constantinople à Vienne, quarantaine comprise, comme je l'ai démontré, que, par conséquent, le Ministre, les administrations et les intendances sanitaires assument une grande responsabilité si la peste est contagieuse, et qu'ils doivent réclamer, au nom de la santé publique de l'Europe compromise, une modification générale des quarantaines?

En résumé, le cas du brick le Mabrouk Giorgino doit être considéré comme étant de peste, mais il ne peut être regardé comme n'ayant pas d'antécédent soit en mer, soit à terre. La lettre du médecin du lazaret détruit la prétendue période d'incubation de 16 jours, et démontre scientifiquement que les malades antérieurs étaient des pestiférés; par conséquent, la peste était à bord avant l'arrivée.

Du reste, le fait tout entier doit être rejeté, la patente du bâtiment étant fausse, et ne portant que 83 individus, tandis qu''il y en avait 87 à bord. Il pouvait y avoir eu d'autres passagers qui sont morts en route. Rien ne prouve le contraire.

Enfin, le fait qui s'est passé à bord du bâtiment turc où la peste a attaqué 10 individus, démontre, contradictoirement aux allégations ministérielles :

1° La peste à bord pendant la traversée avant de se déclarer au lazaret ;

2° La peste cessant immédiatement après le débarquement, c'est-à-dire après la destruction du foyer d'infection;

3° La peste se contractant dans le foyer seulement, par conséquent à bord ;

4° La peste ne se communiquant pas à terre, même parmi les malades;

5° Une période d'incubation de six jours bien déterminée.

Ainsi, le rapport officiel imprimé du docteur médecin principal du lazaret, sa lettre et les documents qui m'ont été envoyés par le surintendant et le comité de santé de Malte, prouvent que les faits cités dans la correspondance du ministre du commerce ont été arrangés et sont erronés. Ils avaient été présentés dans l'intention d'annihiler ceux que j'avais recueillis, d'entraver le travail des commissions de l'Académie des sciences et de médecine, ou du moins afin de jeter le doute dans les esprits (1), tandis qu'au contraire ils confirment les résultats et affermissent la base de la nouvelle organisation sanitaire que j'ai proposée.

(1) Si besoin est on va plus loin. A la chambre des députés (séance du 20 juin 1843), l'administration interpellée, ne sachant que répondre, inventa de suite une ordonnance, modifiant les quarantaines, et rendue depuis plus d'un mois; tandis qu'elle porte la date du 21 juin. On se tut, et la chambre fut mystifiée.

CONCLUSION.

Quelle conclusion tirer de ces débats?

Les pièces officielles, les faits et les chiffres imprimés, la logique et la notoriété prouvent que les chiffres et les faits qui font la base de mon travail sont incontestables. M. Londe, rapporteur de la commission, l'a publiquement reconnu dans le sein de l'Académie de médecine.

Dans son rapport, la commission a d'abord déclaré que si les faits et les chiffres avancés sont exacts, l'Académie ne peut qu'approuver les changements que je propose : que n'ayant pas la possibilité de vérifier, elle proposait seulement des remercîments à l'auteur.

L'Académie, approuvant le rapport, m'a voté des remercîments, et, de plus, a renvoyé mon travail au ministre, parce qu'il pouvait vérifier l'exactitude des faits. C'était donc dire si nous n'adoptons pas les conclusions de M. Aubert-Roche, c'est que nous ne sommes pas certains de leur base, sinon nous les adopterions.

Or, les faits sont exacts : les chiffres sont vrais; la *base est certaine :* donc l'Académie de médecine adopte mes conclusions.

Je ne pense pas qu'il puisse découler de tout ce qui précède une conséquence plus simple et plus naturelle.

En terminant, l'Académie de médecine me permettra de lui adresser de sincères remercîments et de la féliciter de sa décision, qui renvoie mon travail à M. le ministre et qui le met en demeure de se prononcer. Puisse aussi l'Académie des sciences, par un vote, se débarrasser de la grave responsabilité que le ministre du commerce fait peser sur elle, en lui demandant des conclusions qui ne laissent aucun doute dans les esprits.

Qu'elle se décide : car si la peste était contagieuse ou si une épidémie de peste venait à éclater sur un point quelconque de la France, l'opinion publique effrayée ne manquerait pas d'accuser et peut-être de rendre responsables les corps savants et les administrations chargés de la solution de cette grave question. Pour le ministre, il s'est mis à couvert par sa lettre.

Le vote de l'Académie de médecine, et ce qui s'est passé dans son sein, vient encore aggraver la position faite à l'Académie des sciences; qu'elle se tienne donc pour avertie. Seulement, qu'elle n'oublie pas que sur les faits et les chiffres, qui sont la base de mon travail, le doute n'est plus possible.

L. AUBERT-ROCHE.

RAPPORT DE L'ACADÉMIE DE MEDECINE.

SÉANCE DU 14 NOVEMBRE. — *Réforme des quarantaines contre la peste.*—M. Londe fait, au nom d'une commission composée de MM. Kéraudren, Royer-Collard, Londe, rapporteur, un rapport sur un travail de M. Aubert ayant pour titre : *De la réforme des quarantaines de la peste* (1).

Les faits avancés par M. Aubert résultent de ses recherches en Orient, et sont confirmés par un tableau extrait de l'enquête faite par ordre de M. le ministre du commerce, qui établit : 1° que pendant une période de 124 ans, c'est-à-dire de 1717 à 1841, 64 bâtiments seulement, revenant d'Orient en Europe, ont été attaqués de la peste ; 2° que les attaques ont eu lieu, ou seulement pendant la route ou après l'arrivée dans un port d'Europe ; 3° que jamais navire arrivé sans attaque pendant la traversée n'en a eu après l'arrivée ; 4° que jamais il n'y a eu une attaque de peste sur les gardes et les portefaix commis aux marchandises ; 4° que sur les 64 bâtiments attaqués par la peste, 26 seulement ont continué de l'avoir après leur arrivée en quarantaine, et que dans les 38 autres la peste s'est bornée aux cas qui ont eu lieu en mer ; que, par conséquent, tout bâtiment arrivé sans cas de peste en mer pourrait être admis en libre pratique.

M. Aubert, dit M. Londe, a procédé par une voie beaucoup moins longue et moins ardue que Chervin, dont l'intrépidité, la persévérance et le désintéressement avaient prodigieusement avancé cette question, quand la mort vint arrêter ses travaux ; Chervin avait à établir un grand principe scientifique. M. Aubert s'est placé en dehors des questions scientifiques de la contagion ou de la non contagion. Que la peste soit ou non contagieuse, qu'elle se transmette à la manière du virus variolique, du virus rabique ou à la manière des miasmes, peu importe pour lui ; dès qu'il aura démontré par des faits que la maladie ne s'est jamais développée au-delà d'une période d'incubation déterminée et qui est plus courte que la durée de la traversée, il se croira suffisamment autorisé à déclarer inutiles les mesures sanitaires en usage. Or, voici les faits sur lesquels il s'appuie. Les ballots de marchandises provenant de foyers pestilentiels, soit qu'ils aient été ouverts sur le pont d'un bâtiment, ou bien dans les lazarets, n'ont jamais produit la peste, et cela pendant une période de 124 ans. Depuis 124 ans, également, il n'y a pas d'exemple qu'il se soit manifesté un seul cas de peste au-delà de huit jours écoulés à dater du départ.

Tels sont les faits qui intéressent plus spécialement l'Académie, et sur lesquels le rapporteur a voulu fixer son attention. Ces faits sont-ils exacts et à l'abri de toute contestation? Là est toute la question. Ces faits ont été contestés; ils l'ont été par un homme compétent et d'une grande autorité dans cette matière, par M. Sénac, secrétaire du conseil de santé au ministère du commerce. Or, si M. Aubert a pu être trompé sur les faits relatifs à la durée des quarantaines, ainsi que l'avance M. Sénac, ne peut-il pas l'avoir été sur d'autres points? Ces motifs nous engagent à rester dans le doute. Toutefois, nous ajouterons, dit en terminant le rapporteur, que si les faits avancés par M. Aubert étaient démontrés exacts, l'Académie ne pourrait qu'approuver les propositions qu'il lui soumet.

Nous proposons, en conséquence, pour toute conclusion, d'adresser des remercîments à l'auteur.

M. Rochoux : En 1837, je disais à l'Académie que le gouvernement anglais avait supprimé les quarantaines pour la fièvre jaune. Il me fut répondu alors que mon assertion n'était point exacte ; je pris des renseignements auprès d'un membre du parlement anglais, et il me fut confirmé que j'avais dit vrai. Ce qui avait donné lieu à un mal entendu sur ce fait, c'est qu'on avait fait courir le bruit que le gouvernement anglais devait revenir sur sa décision; mais il n'en fut rien. La décision fut maintenue. Le même parti a été pris depuis pour la peste. Qu'en est-il résulté de fâcheux pour l'état sanitaire de l'Angleterre? Vous allez en juger par le fait suivant : En

1833, la peste régnait en Égypte. Le pacha, éprouvant de grands embarras de finances, fit connaître au commerce européen qu'il venait d'effectuer une baisse considérable dans le prix des cotons. Les négociants anglais, libres de toute entrave dans leur commerce, enlevèrent presque tous les cotons et les transportèrent promptement dans leur pays, et cela sans qu'il en résultât le moindre accident.

Ces faits, qui viennent à l'appui de l'opinion de M. Aubert, me paraissent de nature à faire prendre cette opinion en sérieuse considération. Je désirerais en conséquence, qu'en outre des conclusions proposées par la commission, l'Académie votât le renvoi du rapport au ministre compétent.

M. Royer-Collard : J'approuve en tous points et je partage le jugement porté par le rapporteur. L'Académie n'a pas à se préoccuper, dans cette question, de ce qui touche aux intérêts commerciaux; elle n'a à considérer uniquement que les faits médicaux. Aussi est-ce avec grande raison que le rapporteur s'est borné à l'historique et à l'appréciation de ces faits. C'est avec raison aussi qu'il a dit que, si les faits sur lesquels M. Aubert fonde son opinion étaient exacts, l'Académie devrait lui donner son approbation; mais que ces faits n'étant point à l'abri de toute contestation, il n'y avait point lieu de proposer d'autre conclusion que celle qu'a adoptée la commission. Quant au renvoi au ministre, qui vient d'être demandé, je ferai observer que le ministre du commerce a déjà soumis cette question à l'Académie des sciences, et que, par conséquent, ce renvoi serait sans objet; ce n'est pas que je voie d'inconvénient à cette communication; mais elle me paraît sans utilité. Il est un point de science sur lequel je me permettrai d'arrêter un instant l'attention de l'Académie, je veux parler de la période d'incubation des maladies contagieuses ou réputées telles. Je ne pense pas que, dans les maladies contagieuses, virulentes, il soit possible d'assigner à la période d'incubation une durée déterminée. Le virus vaccin , par exemple, a une durée préservatrice qui est indéfinie, ou à laquelle, du moins, on n'est point en droit d'assigner une limite précise. En admettant que la peste soit une maladie virulente, ce que j'ignore complétement, quelle limite fixera-t-on à l'action contagieuse de son virus?

Autre question : M. Aubert, en admettant même que la peste soit virulente, ce qu'il ne cherche nullement à discuter, se fonde, dans la proposition qu'il fait d'abolir les quarantaines, sur ce fait que les virus s'affaiblissent par l'aération, et que la contagion perd son influence par le seul fait de la dispersion des individus ou des objets contaminés. Ce fait ne me paraît pas mieux démontré que le premier. Or si, sur les deux ordres de faits qui nous sont soumis, les seuls sur lesquels nous sommes en mesure de porter un jugement, il n'y a point de preuves suffisantes, quelles que soient d'ailleurs nos doctrines sur ces points là, je crois que nous devons nous abstenir de nous prononcer.

M. Londe : M. Aubert dit que jamais un navire n'a éprouvé de cas de peste après huit jours de départ. Ce fait n'a point été contesté. Le fait qui a été contesté est celui qui est relatif aux personnes préposées à la garde et au maniement des objets provenant d'un foyer pestilentiel, et qui, suivant M. Aubert, n'auraient jamais été atteintes de la peste. Quant à ce qui concerne la période d'incubation, toutes les théories, toutes les discussions possibles viennent échouer devant ce fait établi sur des chiffres, savoir que depuis 124 ans il ne s'est manifesté aucun cas de peste après le huitième jour, à dater du départ.

M. Rochoux : M. Royer-Collard a énoncé des faits qui manquent d'exactitude. Il est sans exception que le virus-vaccin manifeste son action au-delà du quatrième ou cinquième jour de son inoculation. Le virus de la rage a une incubation beaucoup plus prolongée, mais qui est en général aussi bien déterminée. Il n'est donc pas exact de dire que la durée des périodes d'incubation est dans presque tous les cas indéterminable.

Quant à l'opinion de M. Aubert, que le virus de la peste, comme tous les autres virus, perd son action par la division et la dispersion, à la manière des poisons, ella exige, pour être bien comprise, qu'on établisse une distinction entre la contagion due à un virus inoculable, et celle qui n'est due qu'à l'affection miasmatique. Il est incontestable que les miasmes perdent leur action par la dispersion; l'expérience à cet égard est univoque. Si dans une épidémie de typhus on peut parvenir à disperser les malades, on arrête sûrement les progrès de la contagion, mais il est loin d'en être ainsi pour les maladies virulentes; on aurait beau diviser à l'infini le virus variolique, ou le virus rabique; on ne parviendra jamais à détruire son efficacité. Ce sont là des faits également incontestables, et il faut bien se garder de confondre dans cette question les maladies simplement communicables par infection avec les maladies proprement dites virulentes. Si la peste était dans ce dernier cas, il n'y aurait aucun moyen de s'en préserver.

M. Mérat : Il est bon de rappeler qu'à l'occasion de la communication de ce même travail à l'Académie des sciences, le ministre du commerce a informé l'Académie qu'il avait appris que dans une circonstance la peste s'était déclarée à bord d'un bâtiment au-delà du terme d'incubation fixé par M. Aubert, c'est-à-dire plus de huit jours après le départ.

M. Castel. Il est impossible de fixer la durée de l'incu bation, et cela parce que l'incubation des maladies n'est point un fait absolu, mais un fait relatif. L'incubation es relative, en effet, à la trame des organes, aux qualités des humeurs, même aux influences atmosphériques. Cette manière d'envisager la question est conforme aux plus simples notions de la médecine.

La question de la contagion, si débattue, n'a jamais été bien posée, parce que c'est d'une manière absolue qu'elle a toujours été considérée, et non point d'une manière relative, ainsi que je viens de dire qu'elle devait être envisagée. Je n'en citerai pour preuve que la fièvre jaune que l'on n'a jamais eu à craindre dans nos climats. Quant à ce qui est de la peste, on a toujours cru, si je ne me trompe, que l'une des causes de la peste de Marseille fût l'ouverture de ballots provenant d'un pays où régnait cette maladie.

Je pense, en conséquence, qu'il faut user de la plus grande réserve en se prononçant sur le travail qui nous est soumis. Le travail de M. Aubert ne tend à rien moins qu'à la suppression des lazarets et de toutes mesures sanitaires. Or on y regardera à deux fois, et avec raison, avant d'adopter de semblables propositions.

M. Renault : J'appuierai la demande de renvoi du rapport au ministre. M. Londe a dit, je crois, que si les chiffres posés par M. Aubert étaient vrais, la commission approuverait ses conclusions. C'est là, il me semble, un motif de soumettre le rapport au ministre, parce qu'il sentirardès-lors l'importance de vérifier l'exactitude des faits et des chiffres énoncés par M. Aubert.

M. Royer-Collard : On a dit que, contradictoirement aux assertions de M. Aubert, le ministre avait fait savoir à l'Académie des sciences, sur la déclaration de ses employés, que des cas de peste s'étaient manifestés, soit pendant la durée de la traversée, soit pendant les quarantaines. Mais l'objection du ministre a été discutée elle-même et contestée par M. Aubert. De sorte qu'entre les dénégations, d'une part, du gouvernement, les assertions de M. Aubert, d'autre part, il y a, suivant toute apparence, des circonstances qui ont pu altérer plus ou moins les faits, et que nous ne connaissons nullement. De là doit nécessairement résulter dans notre esprit une certaine prévention contre laquelle il importe de nous tenir en garde.

Il est encore une autre raison qui me fait dire que les opinions de M. Aubert ne sont pas à l'abri de toute contestation, c'est celle-ci : il est très-vrai, ainsi que vient de le dire M. Castel, qu'il n'y a point de conditions absolues, mais bien des conditions relatives dans l'incubation et dans la contagion des maladies. J'ai cherché sérieusement ce que l'on pouvait invoquer en faveur des propositions de M. Aubert, comme les objections qu'on pouvait leur faire ; et j'ai vu ceci : jamais, dit M. Aubert, les personnes préposées à la garde des objets provenant d'un foyer pestilentiel n'ont été atteintes par la peste. Il est possible que ce fait soit exact ; je ne le conteste pas. Mais, quand ce serait, cela prouverait-il que si ces mêmes objets, au lieu d'être déposés dans un lazaret, c'est-à-dire dans un lieu vaste, élevé et en pleine aération, et commis à la garde d'hommes sains et bien constitués, étaient déposés dans le centre d'une ville populeuse, sale et mal aérée, telle qu'est Marseille, par exemple, et confiés à la garde de gens chétifs, malpropres et d'une mauvaise santé, ceux-ci jouiraient de la même immunité que les premiers ?... Je dis donc que ces faits, fussent-ils parfaitement exacts, ne seraient nullement de nature à motiver la suppression des mesures sanitaires adoptées.

M. Nacquart : En entendant l'analyse du mémoire de M. Aubert, il m'a semblé qu'il ne faisait point une distinction suffisante entre les maladies à virus fixes et les maladies miasmatiques. C'est sur ce point là qu'il importe de s'arrêter. M. Aubert aurait raison s'il était à même de démontrer que la peste est dans le cas de ces dernières.

M. Royer-Collard : Cette distinction entre les virus d'infection et les virus d'inoculation n'est point admissible, au moins de la manière absolue dont on l'a fait. Les mêmes maladies souvent se propagent à la fois de ces deux manières, la variole, par exemple. Dans quelle catégorie placerait-on donc ces maladies; si l'on voulait maintenir une pareille distinction ?

M. Desportes demande la parole. (Aux voix ! aux voix !)

M. le président clot la discussion sur le rapport et en met les conclusions aux voix. — Ces conclusions sont adoptées.

Reste, dit-il, la proposition de renvoi du rapport au ministre. Cette proposition est-elle appuyée ? Oui.

M. Desportes : Je demande la parole sur cette proposition. De tout ce qui a été dit ici sur la question qui se débat, il n'en résulte que le doute. Si vous renvoyez le rapport au ministre, vous avez l'air de donner votre approbation et d'avoir une opinion arrêtée sur cette question, tandis que vous n'en avez point. Je crois que dans une pareille situation l'Académie doit s'abstenir.

M. Ferrus : J'appuierais le renvoi au ministre s'il ne

s'agissait pas d'un travail d'où ne résulte que le doute. D'un autre côté, l'Académie des sciences a été saisie de cette question; enfin nous ne sommes point consultés. Je crois donc que cette communication serait au moins inutile. Mais ce que je désirerais, vu l'importance d'une pareille question, c'est qu'elle fut soumise à une commission spéciale qui eut à en faire une étude sérieuse.

M. Royer-Collard : Le doute dans lequel est l'Académie sur cette question n'est point une raison à opposer au renvoi du rapport au ministre. J'appuierai à mon tour ce renvoi, malgré ce doute ou à cause même de ce doute. Le doute est une opinion ; et il faut alors que tout le monde s'occupe de cette grave question, que l'Académie émette son opinion, sans quoi l'on pourrait croire qu'elle n'en a pas, ou qu'elle reste indifférente à cette question. Il est bon d'ailleurs que le ministre sache que si les faits avancés par M. Aubert étaient exacts, l'opinion qu'il émet sur ces faits serait admissible; car dès lors il se mettra en mesure de vérifier tout ce qui pourra l'être.

M. Desportes : On parle de renvoyer ce rapport au ministre; mais le ministre est-il compétent pour juger une question de contagion ou de non contagion que vous-même vous n'avez point débattue? C'est à l'Académie à éluder ces propositions et à faire une sorte d'enquête sur les faits invoqués. Cette question, il ne faut pas l'oublier, intéresse la santé de toutes les populations du Midi.

Plusieurs membres demandent la parole; d'autres réclament la clôture.

M. le président, parvenant à rétablir le silence, prononce la clôture de la discussion et met la proposition aux voix. La proposition est adoptée.

Des quarantaines contre la peste. — M. Hamont lit la note suivante à propos du travail de M. Aubert-Roche sur les quarantaines :

La peste est-elle susceptible de se transporter d'Orient en Occident par la navigation? Existe-t-il des exemples bien constatés de transmission?

Pour répondre à ces questions, nous n'aurons pas besoin de fouiller bien avant dans les annales de notre histoire maritime ; des faits d'une date très-récente démontrent malheureusement que la peste a passé d'Orient en Occident, avec les hommes ou les choses des bâtiments.

En 1841, un navire marchand, *le Malbruk*, quitte le port d'Alexandrie et fait voile pour Malte. Au moment du départ, point de pestiférés dans le bâtiment. Chemin faisant, la peste apparaît à bord. Le navire entre en quarantaine. Malgré la surveillance active des employés de l'administration sanitaire à Malte, un jeune batelier de l'île communique avec les gens de l'équipage, et six jours après il est atteint et meurt de la peste.

Que la maladie se propage par la contagion ou par infection, toujours est-il qu'elle se transporte par voie de mer du Levant en Europe.

Les médecins qui admettent la possibilité des transmissions par infection croient à des foyers pestilentiels et demandent la suppression des lazarets. Ils disent : la peste ne se communique point par les personnes ; elle ne se communique point par les marchandises; si elle passe les mers, c'est parce qu'il existe un foyer pestilentiel. Où se trouve ce foyer? Dans le bâtiment. C'est l'air qui en est altéré, et cet air proviendrait des lieux où régnait la peste au moment du départ.

A cette première observation, M. Hamont oppose celle-ci :

Peut-on croire qu'un bâtiment à vapeur, ou autre, ballotté au milieu de la Méditerranée, ventilé de toutes parts, en haut, en bas, en avant, en arrière, le jour, la nuit, lavé sur le pont, lavé jusqu'à fond de cale, peut-on croire que ce bâtiment ait conservé l'air dont il était plein quand il a quitté le Levant?

Les médecins, dont M. Hamont examine la théorie, ajoutent : Puisque la peste n'est pas contagieuse, puisque l'air seulement porte le mal, disséminez votre foyer d'infection, débarquez hommes et marchandises au grand air, sur une grande place, et vous n'aurez rien à redouter.

A cela M. Hamont fait cette réponse :

Un bâtiment à vapeur arrive d'Alexandrie d'Égypte en sept ou huit jours; il porte patente nette. Les passagers, les marins, les marchandises, tout ce qui est dans le navire est déposé sur le rivage, au grand air, tout a été disséminé. Un pareille opération sera-t-elle suffisante?

Suivons les gens de l'équipage, voyons où ils vont. Quelques-uns appartenant à des familles pauvres sont reçus par leurs parents, et avec eux ils vont habiter des chambres basses, humides, peu aérées, dans des quartiers insalubres. Là, réunis, ils passent la nuit à table et s'enivrent, et la huitième ou la neuvième nuit à dater du jour du départ, l'un des marins tombe malade, il est pris de vertiges, des bubons apparaissent; il a la peste.

M. Hamont pense qu'il y a toujours de la peste en Égypte, et bien qu'un navire porte *patente nette*, cela n'indique nullement une absence totale de maladie pestilentielle au point de départ.

En résumé, dit-il, il faut des lazarets pour que l'air

d'un bâtiment, pour que les gens du bord épuisent, jettent les miasmes délétères dont peut-être ils sont porteurs. Pour se préserver de la peste, l'Europe avait établi des mesures sanitaires, et jusque dans les dernières années elle marchait d'un commun accord; toutes les puissances suivaient une loi que toutes avaient également acceptée. Cependant l'Angleterre, l'Autriche brisent le pacte qu'elles avaient signé et annihilent les quarantaines. Il en résulte évidemment que la France se trouve par là privée des avantages immenses que lui procurait sa position géographique vis-à-vis de l'Orient. Il suit de là que pour aller d'Alexandrie ou de Constantinople à Paris, il y a économie de temps à passer par Londres ou par l'Autriche.

M. Hamont s'élève avec force contre cette circonstance très-fâcheuse, et il entre dans de longs développements pour démontrer qu'on peut anéantir la peste comme on a anéanti déjà d'autres maladies terribles.

Des mesures sanitaires contre la peste. — M. Rochoux : A des suppositions gratuites, on pourrait répondre par des suppositions; mais j'aime mieux objecter des faits et des faits authentiques. M. Aubert n'a pas contesté le fait de la contagion ; il paraît même disposé à y croire; mais il n'a point voulu discuter ce point de doctrine, dont la solution ne lui paraît point nécessaire dans la question dont il s'agit. La seule question qu'il examine est celle de l'utilité ou de l'inutilité des lazarets et des cordons sanitaires. Or, d'après les faits qu'il invoque, il se croit autorisé à contester l'utilité de ces mesures. Je ne partage pas entièrement à cet égard l'opinion de M. Aubert : je crois, au contraire, qu'il importe, avant de décider cette question, de savoir à quoi s'en tenir sur la contagion et sur ce que l'on doit entendre par les mots infection, contagion.

Ici, M. Rochoux entre dans de longues considérations sur la distinction que l'on doit faire entre la contagion et l'infection. Son opinion se résume en ceci : pour lui, la contagion consiste dans toute communication d'une maladie par un virus, une croûte ou du pus, dans quelque petite proportion que soient ces substances. Il y a infection lorsque l'agent de la communication n'agit qu'en raison de sa dose. L'infection est analogue à l'empoisonnement. Les fièvres des marais, le typhus nous donnent des exemples d'infection. La variole, la vaccine sont des maladies contagieuses; les virus par lesquels se transmettent ces maladies agissent avec la même énergie à haute ou à petite dose.

En ce qui concerne la question des mesures sanitaires, M. Rochoux conclut, comme M. Aubert, que l'intérêt de la science et de la vérité, comme l'intérêt commercial, autorisent également la suppression des mesures sanitaires.

M. Londe défend le mémoire de M. Aubert et le rapport contre les attaques que leur a adressées M. Hamont. Parmi les faits que M. Hamont a opposés à l'opinion de l'auteur du mémoire et de la commission, il a plus particulièrement insisté sur le fait du Malbruck ; mais ce fait, pas plus que les autres qu'il a cités, ne contient aucune objection sérieuse, soit contre le mémoire, soit contre le rapport. M. Aubert n'avance seulement que cette proposition : que lorsqu'aucun cas de peste ne s'est déclaré à bord d'un bâtiment dans un espace de huit jours de traversée, il n'y a plus lieu de craindre qu'elle s'y développe ; et en cela, il s'appuie sur les faits observés pendant une période de 124 ans. Or, c'est ce qu'il s'agissait de démontrer erroné; c'était par des faits contraires qu'il fallait chercher à combattre ceux - là et non par des hypothèses et des suppositions.

Quant à ce qu'a dit M. Hamont touchant la rapidité du trajet de l'Égypte aux ports de la Méditerranée, il est évident que son objection est également sans valeur. M. Aubert, en effet, n'a pas proposé, comme semble le croire M. Hamont, de réduire les quarantaines à la durée du trajet, ce qui pourrait donner quelque valeur à son objection; mais il propose de comprendre la durée du voyage dans la quarantaine, ce qui est bien différent.

Enfin, M. Hamont en appelle à un congrès européen pour décider de cette question; mais l'Autriche et l'Angleterre n'ont pas jugé à propos de soumettre leur décision à un congrès; pourquoi voudrait-on que la France en agît autrement?

M. Londe, en terminant, s'appuie sur les propres paroles de M. Hamont pour démontrer que l'endémicité de la peste en Egypte est due à des circonstances locales qui n'existent point en Europe, et que, par conséquent, on n'aurait plus les mêmes motifs d'en redouter l'invasion. Il rappelle d'ailleurs que Paris, Londres ont été envahis par la peste à une époque où les mesures sanitaires étaient observées avec la plus grande rigueur : Marseille, qui avait été envahie cinq fois par la peste avant la fondation de son lazaret, l'a vue se développer quatorze fois depuis que cet établissement existe.

M. Hamont. Il s'agit d'une question trop importante pour que l'Académie ne doive pas lui prêter toute son attention. Aussi n'hésiterai-je pas à prendre encore une fois la parole. M. Rochoux m'a accusé de n'avoir produit que des hypothèses, et lui-même n'a fait autre chose qu'émettre des hypothèses sur la contagion et l'infection; je n'ai donc pas de réponses sérieuses à lui faire. Il n'en est pas de même de ce que vient de dire M. Londe ; son argumentation est, au contraire, trop grave pour que je ne doive pas m'y arrêter un instant. Et d'abord, je suis heureux de pouvoir dire que je suis beaucoup plus près qu'il ne le pense de son opinion ; je ne suis point absolument contagioniste comme on paraît le croire ; seulement, je crois qu'il existe des faits qui sont de nature à inspirer des craintes et à légitimer l'observation de certaines mesures sanitaires. Le fait de 1841 que j'ai rapporté est de ce nombre, et ce fait n'a point encore été attaqué. Je le crois effectivement inattaquable.

On dit que l'Angleterre et l'Autriche ayant jugé à propos d'abolir le système quarantenaire, il ne nous reste qu'à imiter l'exemple de ces deux puissances, c'est-à-dire nous borner à prescrire un jour d'observation, après quoi on admettrait les navires en libre pratique. Mais on ne fait pas attention que la France ne se trouve pas placée dans les mêmes conditions que les deux puissances dont il s'agit ; que tandis que pour les bâtiments anglais et autrichiens la traversée est de plus de seize jours, elle n'est que de huit à neuf jours, quelquefois même de moins de huit jours pour les bâtiments français. Personne ne conteste l'existence du foyer pestilentiel en Egypte. On sait que depuis l'établissement des bateaux à vapeur le trajet d'Alexandrie à Marseille peut se faire en moins de huit jours, que ce trajet pourra se faire peut-être par la suite avec une rapidité plus grande encore. Personne n'a la certitude que l'incubation de la peste ait toujours et doive avoir toujours une durée de moins de huit jours. Or, qu'est-ce qui vous garantit, avec toutes ces conditions, que vous serez toujours à l'abri de l'importation de la peste en Europe ? C'est là une question dont l'intérêt nous touche de trop près pour la laisser résoudre par l'Autriche et l'Angleterre.

M. Ferrus. Dans tout ce qui vient d'être dit sur le sujet qui nous occupe, il a été fait deux propositions qu'il importe d'examiner : le renvoi du rapport au ministre et la proposition qu'a faite M. Hamont de provoquer la convocation d'un congrès international. Au sujet du renvoi au ministre, je dirai que cette démarche n'aurait aucune importance, vu que l'Académie n'a résolu aucune des grandes questions concernant l'utilité des quarantaines et des lazarets. Dans l'indécision où se trouve l'Académie à l'égard des points scientifiques, elle a voulu résoudre la question administrative ; c'est là à mon avis une grave erreur, d'autant plus qu'il ne me paraît pas possible de résoudre cette question administrativement sans qu'elle ait été au préalable résolue scientifiquement.

La première fois qu'il s'est agi de cette question à l'Académie, j'ai émis le vœu que l'Académie intervînt activement. Il m'a été répondu que n'ayant pas été consultée à ce sujet, il n'y avait point lieu de se livrer à cet examen ; je me suis tourné alors du côté des congrès. Or, j'ai appris, depuis, qu'on n'en était pas seulement à former des vœux à ce sujet, mais qu'un semblable congrès était déjà en projet. Mais ce congrès en dehors duquel se trouvera l'Académie sera-t-il appelé à discuter la question médicale ? le côté scientifique de la question ne lui sera-t-il pas étranger ? Sans doute, l'Académie n'étant pas consultée, je crois qu'elle fait bien de se tenir sur la réserve ; mais cependant doit-elle se considérer comme étrangère à la solution de cette question et rester entièrement neutre ? C'est ce que je ne pense pas.

M. Desportes trouve qu'on accorde une importance beaucoup trop grande aux chiffres et qu'on leur donne une valeur qu'ils n'ont réellement pas. Il rappelle à cette occasion ce qui arriva sous la Constituante, qui se vit dans la nécessité d'annuler la plupart des documents administratifs qui tombèrent sous sa main, parce qu'elle reconnut que les chiffres étaient erronés. Je ne pense pas, dit-il, que cette question soit de nature à pouvoir être résolue par des chiffres, mais par des observations et par les faits qui sont consignés dans les annales de la science. M. Desportes, partant de ce principe pour examiner la question de la durée de l'incubation, arrive, par les documents que renferment les auteurs, à ce résultat que cette incubation que l'on veut fixer au-dessous du terme de huit jours, et que la plupart des auteurs sont d'accord de fixer à sept jours, peut, dans des circonstances exceptionnelles, s'étendre à neuf, dix, onze, quinze jours, un mois et même plus longtemps. En vertu des mêmes exceptions, certains auteurs assurent avoir vu l'incubation ne durer que quatre, deux et même un jour. Or, que fait M. Aubert? Il se fonde précisément sur une de ces exceptions pour autoriser l'abolition des mesures sanitaires.

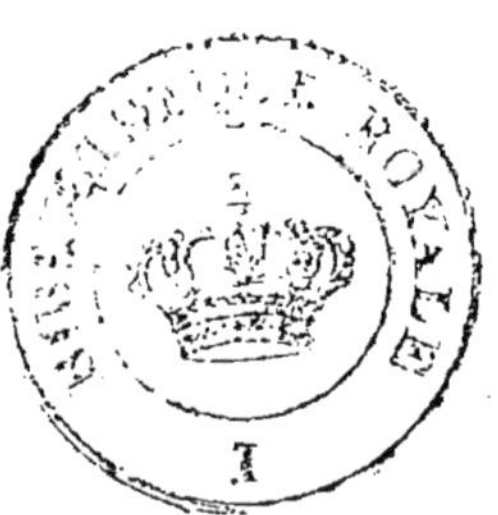

Imprimerie de Hauquelin et Bautruche, r. de la Harpe, 90.

www.ingramcontent.com/pod-product-compliance
Ingram Content Group UK Ltd.
Pitfield, Milton Keynes, MK11 3LW, UK
UKHW020606180726
13838UKWH00001B/452